知的生きかた文庫

「免疫力が高い体」をつくる「自然療法」シンプル生活

東城百合子

三笠書房

はじめに——免疫力を上げて、自分の体は自分で守りましょう
「自然療法シンプルライフ」のすすめ

「あそこに行くと、どんな病気も治るらしい——」。

私が主宰する「あなたと健康社」について、どうやらそんな噂《うわさ》が広まっているようです。実際、さまざまな体調不良や病気、ときには難病を抱えて訪ねてくる人が、あとをたちません。

でも、ここは病気治しを目的としているわけではありません。

「早く、ラクに治る方法を教えてください」

といった質問もよく受けます。

そういう人に、

「病気なんか、治さなくていいのよ。根性が直れば、病気もよくなるから……」

と言うと、キョトンとして訳がわからないという顔をされます。

「根性を直す」とは、「あなたの根っこにある食や生活習慣を自然の道に戻してみませんか」「いのちの尊さをもう一度、見直してみませんか」という意味です。

「健康には気を使って生活しています」という人も、たいてい気にしているのは、目先の栄養や、マスコミが取り上げる、かたよった情報だけ。

どういう食や生活習慣が自然で、体にいいのか、まるでわかっていないことが多いものです。

病気の正体は、体を悪くするような食や生活習慣が少しずつ積み重なり、そこから〝育った枝葉〟です。

医者に病気という枝葉を切り落としてもらっても、その枝葉を育てた根を変えないことには根本的な治療にはなりません。

必ず、次の枝葉（病気）がまた出てきます。ほんとうの健康や幸せがほしいなら、病気を育ててしまう根を何とかするしかありません。

それには、自然やいのちに感謝して、自然な食べ物、いのちのある食べ物をバランスよくいただくこと。地球が規則的に回転するように生活も常に規則正しくし、体のリズムを自然に合わせること。心のもちようも、流れる水のように素直に、よどませないようにすることが大切です。

ただし、あせらないことです。

長年かかってつくりあげた病気や体質が、十日や二十日で消えると思ったら大間違い。

いま見えている「枝葉だけを何とかしたい」ではなく、自分が歩いてきた過去の食や生活習慣を見つめ直し、ライフスタイルを改革する努力と時間が必要なのです。「間違っていたんだ！」と素直に根っこを張り直す人は、どんな病気でも治る人です。

私の人生をふり返ってみれば、生後間もなく負った足の障害に始まり、婚約者の戦死、難病、失業、離婚、億単位の借金と、荒波の連続でした。

とくに二十代でかかった肺結核。当時は死病と恐れられ、一時は死も覚悟したほどです。その死の淵《ふち》から私を救い出してくれたのが、自然の道に還《かえ》る「自然療法」でした。

「自然療法」とは、病院での治療のように「医者まかせ」「人まかせ」で特別な何かをしてもらうことではありません。

自然の生命力あふれる食べ物をいただき、自然に潜む無限のパワーを体の手当てに生かし、心のかたよりを正す「自然に調和した生活法」のことです。

「自然の力」を味方につけることで、私の体はすっかり健康を取り戻し、心や考え方もどんどん変わって、運命までもがよい方向に回り出しました。

自然に寄り添うと、大いなる宇宙のエネルギーがどんどん体に入ってきて、マイナスをすべてプラスに転じてくれるのです。

この宇宙の真理をみなさんにお伝えしたくて、約半世紀、自然療法の健康運動に全国を飛び回っています。

自然の力を信じ、「自然療法シンプル生活」を実践する人のなかには、医者からは治らないと見放されたガンも、糖尿病もアトピーも不妊症も、心の病のうつも、すっかり治って、元気に充実した毎日を送っている人がたくさんいます。

「病気を治したい」という人はもちろん、「より健康に暮らしたい」「幸せな人生を送りたい」と願うすべての人に、本書でご紹介する「自然療法シンプル生活」を参考にしていただけたらと思います。

「どうすればもっと健康に、幸せになれるのかしら」と、頭で考えてばかりいてもダメ。やってみないことには何も始まりません。実行し、一つひとつ、体で覚えて納得していくことが大事なのです。

失敗があってもいい、後戻りしてもいい。「自然の力」に感謝し、心を開いて、再び歩き始めればよいのです。

東城百合子

もくじ

1章 心地よい暮らしをつくる「衣・食・住」24時間

2章

免疫力を一段と高める「食生活の知恵」

3章

「手当て法」で、いまの不調がみるみる消えていく！

4章

家族の絆を、深くあたたかく結ぶために

5章

「病気」も「不運」も寄せつけない生き方

6章

〈Q&Aコーナー〉ほんとうの健康、ほんとうの幸せはここから

編集協力・梶原光政、橋本京子
本文イラストレーション・木下綾乃

1章

心地よい暮らしをつくる「衣・食・住」24時間

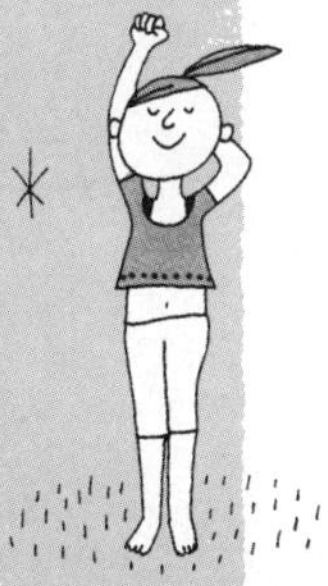

「季節感のある暮らし」が免疫力を高める最強習慣

私の暮らしは、九十歳をこえたいまも、ほぼ毎日、変わりません。同じリズムで同じ生活をくり返していますが、毎日が楽しくてしかたありません。

玄米と野菜中心の食事を、体調と相談しながらいただく。どんなに遅く寝ても朝は四時か五時には起きて、ビワ葉温灸をする。ご先祖さまに、朝と夕べのあいさつを欠かさない。世のため人のために、喜んで働かせていただく――。

私が積み重ねてきたこの道は、いのちの根源、「お天道さま」という、〝目には見えなくとも、たしかにある宇宙や自然の大いなるパワー〟につながっているという実感があります。

「自然に調和した生活」を心がけることで、道の向こうから自然のエネルギーがどんどん流れてきてくれる。だからこそ、「いまがいちばん幸せ」と思えるのです。

「自然の力」を味方につけて生きようにも、何から手をつけてよいかわからないという人は、まず〝食〟を変えてみるとよいでしょう。

〝いのち〟がある食べ物を選び、むだにすることなく調理し、残さずいただく。そんな生活のなかから新しい体験が生まれ、ものの見方や考え方が変わってきて知恵が育ち、しだいに生活習慣やサイクルも変わってきます。

生活習慣というのは、私たちの脳を刺激し、健康状態や心のありようを方向づけ、体質や性質、人格を形成して、幸・不幸や運命までも左右していく力をもっています。

やがては遺伝子にまでしみつき、次の世代にも生活遺伝となって伝わってしまうほど、影響力が強いものなのです。

衣食住をはじめとする毎日の生活習慣のなかで、地道によい種

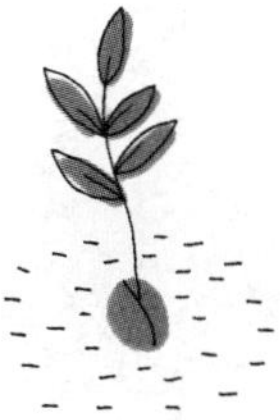

（よい習慣）をまき、一生懸命に（喜んで創意工夫し、規則正しく）育てること。これが、健康や幸せの芽となります。

「自分にはもう、不健康がしみついてしまった」と思う人も、悪い芽を根気よく摘み取り、新しい種をまき直して育てればよいのです。時間はかかっても、必ずよい芽が出てきます。

ひとくちメモ

江戸時代に、観相家として名をはせた水野《みずの》南北《なんぼく》という人がいました。彼はたくさんの人を観察して、生活習慣がつくった人相と運命には大きな関連があることを見出しています。

「生活は規則正しく、食事は腹八分目に、モノを大切にすること。そして早寝早起きをし、毎朝、昇る朝日を拝む。これが吉となる。逆に、服や住まいのぜいたく、ケチは凶を呼ぶ」と、健康で幸せに生きるための日常生活の心得を説いています。

〝よい生活習慣〟は、
らせん階段をのぼるように、
「体質」「人間性」「生きる力」「運」を高める

「自然のパワー」を味方につけると、病気になってもすぐ治っていく

講演会や研修会などで、みなさんによく尋ねることがあります。

「心臓は誰が動かしていますか?」

「…………」

「では、自分が動かしていると思う人」

ぱらぱらと手が挙がります。

「じゃあ、自分で止めることもできるわね」と言葉を続けると、「えっ?」という空気が会場に流れます。

私たちは自分の力で生きているのではなく、大いなる自然のコントロールのもとに生かされているのです。

暗い夜が明ければまぶしい朝が、寒い冬の次にはあたたかい春がやってきます。

種が芽を出し、花を咲かせ、実を結ぶのも、自然のなせるわざです。

誰が教えたわけでもないのに、日々や季節のめぐりも植物の生長も、確実にリズミカルに回っています。

人のいのちもこれと同じです。

人間の体を構成している約六十兆個の細胞は、〝神経〟が動かしています。

神経は「神の経《みち》」と書くように、「神の力」とつながっています。この「神の力」こそ、「自然の力」「宇宙の力」「天の力」などの大いなる力——人間の意志が及ばないこの偉大な力が、いのちの働きを自動的に調整してくれているのです。

昔の人は、これらすべてのパワーを「お天道さま」と呼び、森羅万象《しんらばんしょう》のコントロールタワーは、人間ではなく自然の力であることを生活のなかで体感していました。

この、「お天道さま」が太陽を輝かせ、雨を降らせ、土を豊かにし、すべてのいのちを育て養います。太陽も地球も星の一つですが、宇宙の星々も、いのちの源である「お天道さま」が育てます。同様に、すべての人間の親もまた、「お天道さま」です。

そして私たちは、自然とともにめぐり、生かされている存在です。

日本人は、このいのちの根源である「お天道さま」を古代から体で学びとり、代々伝え続けてきたのです。

どんなに自然の食べ物を食べても、どんな生活をしていても、これを自覚しているのといないのとでは、人生に大きな違いが出てきます。

ひとくちメモ

見えない自然の力に「ありがとう」と感謝したとき、神の経《みち》（いのちの通路）は天にスーッとつながり、すべてがうまく流れて回り出します。

「お天道さま」という大いなる自然力を意識して暮らすことが、宇宙や自然の無限のパワーを味方につける秘訣です。

自然に寄り添う「自然療法シンプル生活」を実践すると、体にも心にもむりなく納得できる自然の真理が見えてきます。

病気は、
「あなたの神経のパイプが
〝自然〟とうまくつながっていませんよ」
というお天道さまからの親切な手紙

力も汗もお金も出しきると、「いいモノ・人・お金」が入ってくる

「生き生き元気で生きられる確実な方法があります。しかも、かんたんに」と言うと、みなさん目を輝かせます。

それは、古血《ふるち》（酸化して動けなくなった血）をつくらないことです。血流がよどむと血液の質が悪くなり、そこから病気もやってきます。

どんなに体によいと言われるものでも、「食べすぎ、入れすぎ」は古血の原因になります。

入れることばかりしていないで、出すこと、回すことが肝心です。

泉の水もよどむとボウフラが湧きますが、流して（出して）回せば清らかで美しい水になり、人を潤すいのちの水になります。

すべてにおいて、同じことが言えるのではないでしょうか。

たとえば、お金やモノにとらわれすぎると気持ちが不安定になり、精神力で突破していくパワーも失われます。自分の思いに固執すれば、まわりとの調和も崩れます。

「わがカネ、わがモノ、わが家、わが団体……」と抱え込み、ためる一方、守る一方では、神経も約六十兆個の細胞も詰まり、内臓もうまく働かず、人生もいき詰まってしまいます。


社会奉仕活動に尽力し、国会議員としても活躍された私の人生の師、常岡一郎《つねおかいちろう》先生が、こんな話をしてくださったことがありました。

「あのね、水は邪魔モノや石ころがあっても、どけとは言わない。そこを避けて姿を変えて、サラリと通るだろう？」

「自分のメンツや都合、利益にとらわれる自己を放すんだよ」

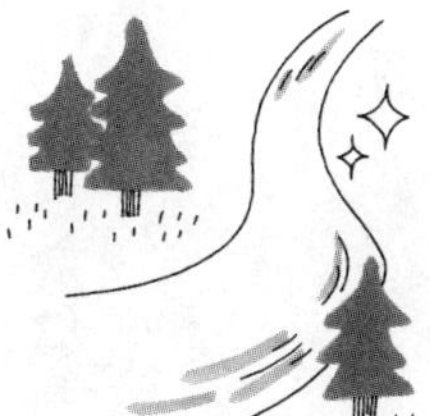

なかなか難しいことではありますが、それができれば、心は軽く広くなるのです。残念無念や恨みの感情も手放すことになりますから、細胞の詰まりが取れ、神経がラクに通り、恐れや不安も流れて消えていきます。

「お天道さま」のエネルギーで地球は回り、すべてのものが動かされています。自然の秩序に素直に身をまかせたほうが、人生もうまく回っていくのです。

ひとくちメモ

私たちの体は、約六割が水からできています。生まれたての赤ちゃんにいたっては、なんと八割が水だそうです。水は血液や細胞のなかに姿を消して入り込み、いのちを支えています。

水もまた自然からの大切ないただきものです。合成洗剤などは極力使わず、水を汚さない暮らし方で、よどみのない体と心を育てること。これが「あなたの運命」の健康につながります。

「ため込む」ことから病気や不幸が始まる

心も体も安らぐ「お日さまのリズム」

地球は、太陽を中心に回っています。朝がきて昼になり、夜の帳《とばり》が降りる。この自然のサイクルのなかで、すべての生き物が動かされ生かされています。

人間も例外ではありません。日の出とともに起き、太陽が明るく輝く日中は、活動的に動く。そして、日が沈んだら次の日にそなえてリラックスする——。

「自然療法シンプル生活」の第一歩は、自然の〝時間割〟に体を合わせることからです。

あたりまえのことですが、朝は寝坊などせず規則正しく起きるのが基本です。日中は手足を動かしてテキパキと働き、夜は一日の疲れを取るべく早めに眠りましょう。

とくに夜十一時から早朝三時ごろは、すべてのものが深く眠る時間帯です。

この時間にモノを食べたり、テレビを見たりしてダラダラ起きていると、バイオリズムが狂い、ぐっすり眠れなくなります。朝は頭がぼんやり重く、日中になっても内臓の働きにエンジンがかからず、疲れやすく、頭の回転も鈍るなど、悪循環に陥ります。

私は、前述したように、前の晩がどんなに遅くても、朝は四時か五時に起きています。そして、朝と夜の七時には家族そろって神棚と仏壇に手を合わせ、お天道さまと先祖にあいさつするのを日課にしています。

生活のリズムをバイオリズムと一致させて規則正しく過ごすと、体も心もリズミカルに回り、気持ちよく過ごすことができます。

そして一日の時間割が決まっていれば、優先させるべきことは何なのか、限られた時間を工夫して大切に使う知恵も生まれてくるのです。

ひとくちメモ

生活のリズムを地球のリズムに合わせるいちばんのポイントは、早寝早起きの習慣をつけること。朝日を浴びることで、すっきりと目覚め、いやしホルモンのセロトニンの分泌も活発になります。

「喜んで動く」ことが幸せへの近道

いまは、手足を使うことがほんとうに減りました。

ご飯は炊飯器が炊いてくれるし、水は蛇口をひねれば自動的に出てきます。食器洗い機やトイレの自動洗浄器など、次々と便利なものが出てきて、しようと思えばいくらでもラクや手抜きができる時代です。

でも、「ラクで便利でかんたん」に生きられる生活には、落とし穴があります。

何でも機械まかせにすることに慣れっこになると、脳が活性化せず、何もできない、感謝を忘れた人間になるのです。

「何もやってくれない」「○○のせいでこうなった」と、心も腐っていきます。これでは、幸せになれる道理がありません。

安易に機械に頼らず、手足をテキパキ動かし、右脳左脳をフル回転させる生活にこそ、人間性を高める道筋があります。

このとき、ぜひ心がけてほしいことがあります。

喜んで手足を動かすことです。

動かすこと自体も運動機能をつかさどる小脳の働きを高めますが、喜びがともなうことで、情報が大脳にプラスのイメージで刷り込まれていくのです。

人のために楽しく働く気持ちや、冷蔵庫や洗濯機にも「ありがとう」という思いがあると、神経がラクになり、脳細胞もラクに開いて、生き生きしてきます。

脳全体の働きがより活性化し、直感力や洞察力が鋭くなり、何より、くたびれなくなります。

好きな曲のリズムにのって楽しく体を動かしていると、いつまでも踊れそうな気分になるように、家事などもイヤイヤするのと喜んでするのとでは、疲れ方がまったく違います。

人の性格は、手足を動かすという〝体の積み上げ〟、喜んでするという〝心の積み上げ〟が脳にしみつき、つくり上げていくものです。

家事を軽く見る風潮がありますが、実は家事ほど、豊かな感性や人間性を育む行為はないのです。

喜んで家事をしているだけで、どんどん自分の能力が花開いてくる……。家事が幸せを呼び込むのは、そういうわけなのです。

ひとくちメモ

「家のことなんかしなくてもよいから、勉強しなさい」「家事なんて、誰でもできるのよ」と言われて育った人も多いことでしょう。

でも、頭でする勉強は「知識」をふやすだけ。家事はその点、生きる「知恵」を鍛えてくれます。家事のできる人に有能な人が多いということが、それを証明しています。

家事には、
「人間性を高める」
すべての要素が詰まっている

「腹式呼吸」で全身の浄化作用を高める

私たちは無意識に、空気を吸ったり吐いたりをくり返していますが、呼吸もやり方しだいで〝自然のパワー〟をさらに多く取り入れ、病気を寄せつけない体をつくることができます。そのためには、空気を体の奥まで深く吸い込み、吐き出す呼吸法——腹式呼吸を習慣にしましょう。

腹式呼吸は、気が集まる重要なツボ、〝丹田《たんでん》〟を養うので、腹が据《す》わってきます。胃腸の働きが活発になり、血行がうながされ、全身の細胞に新鮮な空気、自然の〝気〟がいき渡ります。肝臓や腎臓の解毒浄化作用がスムーズになる、自律神経をととのえてくれるなど、現代人にはとくに意識してほしいものです。

同時に、お腹を手のひらで時計回りになでると、お通じがよくなります。

私はこの二つを合わせてやりはじめてから、食べる量は同じなのに、お通じの量も回数もふえました。体が軽くなり、気持ちよく一日働けます。

空気は、食べ物以上に「あるのがあたりまえのモノ」かもしれません。いちいち呼吸を気にしていたら何も手につかなくなってしまうでしょう。

ですが、私たちが無意識に空気を吸ったり吐いたりして、活動に必要な酸素を取り入れ、二酸化炭素を排出することができるのも「お天道さまのおかげ」です。呼吸を通して、しっかり宇宙のパワーを受け取ってください。

ひとくちメモ

腹式呼吸のポイントは、「息を出しきること」です。呼吸というとどうしても、吸うところに意識がいきがちですが、まず、しっかり息を出しきらなければ深く吸い込むこともできません。深くフーッと吐き出せば、意識しなくても自然にお腹の底まで空気が入るようになり、腹式呼吸が身につきます。

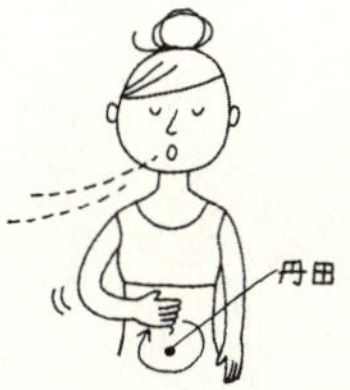

ちょっとした運動で「ため込まない」体質に

昔の人たちに比べて、いまの人たちは動く量が減りました。しかし、食べるばかりでその食べたものを消費しなければ、自然な生活とはいえません。地球にただ突っ立っているだけのそんな生活では、自然の流れとも逆行してしまいます。

せっかくもらえる自然のパワーを、みすみす逃してしまうことになるのです。

ラクをすることばかり考えるのではなく、日々の生活のなかで、極力体を動かしてみましょう。

たとえば、私は朝起きたらすぐに、ふとんのなかで手足を動かしています。東西南北の方向に一〇回ずつ曲げ伸ばしし、続けて足の指をグーチョキパー。これでスパッと目が覚め、体も心もさわやかになって、一日を快適に始めることができます。

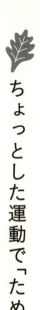

また、現代は歩くということが極端に減っているように思いますが、これは下半身を鍛える機会も減っているということです。

足裏には内臓につながるツボがたくさんあるので、歩く習慣ができれば全身が活気づき、やる気もグングン湧いてきます。冷えやむくみが解消され、夜もぐっすり眠れるようになります。

運動は、体と心をおいしくととのえる〝体の料理〟です。

「やっていて気持ちがいい、楽しい」と思うものをいくつか組み合わせ、毎日少しずつ続けていくことが大切です。

ひとくちメモ

〈心身爽快ヨガのすすめ〉

結核で療養生活をしていたときに、このヨガを教えていただき、少しずつ実行しました。

低血圧の療法にもなるこの鍛錬はヨガのシンボルで、これを行なうと心身が爽快になり、没我の境地に達する

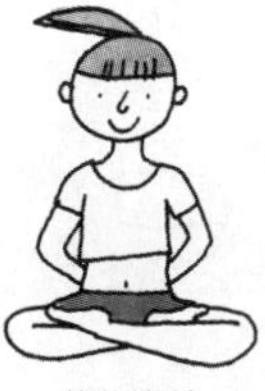

蓮の姿勢

といいます。

　まず、正座かあぐらをかいて蓮《はす》の姿勢（37頁）をとります。腹式呼吸の方法で息をととのえます。両腕を背中に回して左手の指で右手首をにぎり、ゆっくり前にかがみ、頭が床につくまで曲げながら息を吐きます。

　この姿勢を息をしないでいられるだけ続け、その後ゆっくり息を吸い込みながら、しだいに体を起こし、ゆっくり息を吐き出して終わります。

　胃や腸の神経の働きが慢性的に鈍っていたり、神経そのものが退化してしまうと、腹腔内の器官の位置がずれてしまうのですが、それを正しい位置に戻してくれるのです。

　再生の効力は、外部および内部からの筋肉マッサージと腹腔内の圧によって、もたらされます。これは強い腹筋をつくり、腰を強くします。精神的効果も非常に大きく、驕慢《きょうまん》な人はそれが消え、謙虚な人格の持ち主となります。

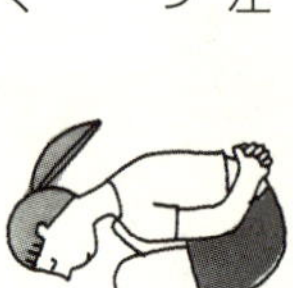
あぐらの場合

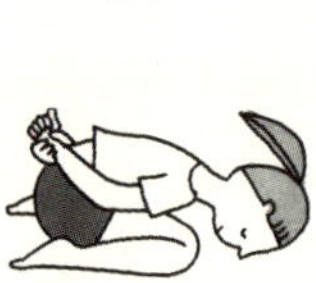
正座の場合

疲れや老廃物は、その日のうちに腰湯・足浴《そくよく》でデトックス

入浴は、最高の元気回復法です。クタクタに疲れてすぐに寝たい、めんどうくさいと思うようなときでも、お風呂にゆっくり入ると、たまった疲労素が流れ、ぐっすり眠れて翌朝の目覚めもよくなります。

とくにおすすめしたいのが、腰まわりや足をあたためる腰湯、そして足浴《そくよく》です。足には全身につながる毛細血管が集まり、五臓六腑《ござうろっぷ》につながるツボがたくさんあります。腰は骨盤を中心に、胃腸や腎臓、子宮など、大切な臓器が集まっているところです。

■腰湯

腰を集中的にあたためる腰湯をすると、滞《とどこお》っていた血液が、柵《さく》をはずした川の水の

ようにドッと全身に流れ出し、詰まっていた毒素も老廃物もスーッと流してくれます。

体調がよくなり、不眠も解消し、お通じもスッキリ、利尿効果もあります。

ぬるめのお湯につかる半身浴にくらべて、熱いお湯につかる腰湯はポカポカあたたかさが持続するのもすばらしいところです。

やり方のポイントは、浴槽やたらいなどに、ふつうに入浴するときより熱めの湯にすること。立て膝をして入ると、一〇分ほどで汗ばんできますが、冷え性の人などはなかなか汗が出てこないかもしれません。湯が冷めないように風呂なら温度を少し上げる、たらいなら途中でさし湯をし、二〇分、三〇分と気長に続けて、全身があたたまるまで入ります。最後は、足に水をかけてあがります。

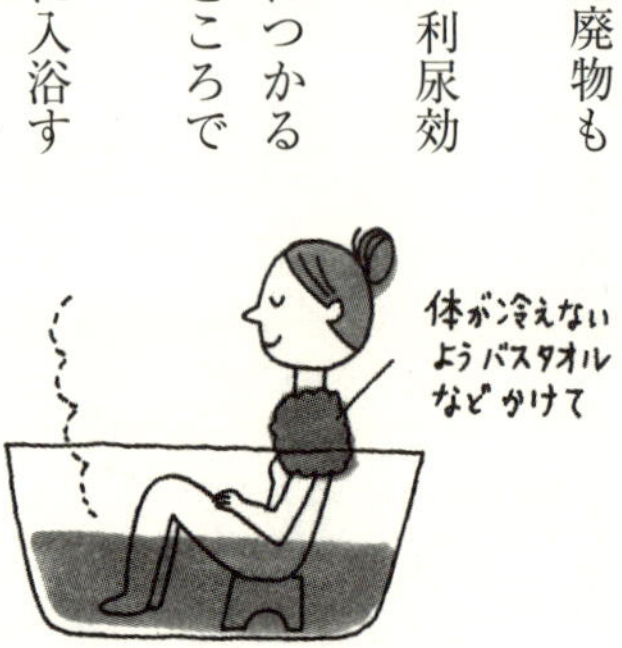

婦人科の病気は膣《ちつ》の奥のほうまで湯が届くようにするとよいでしょう。

ダイコン干し葉三株くらいを布袋に入れてよく煮出したものをたらいにあけ、薄めて入っても非常によくあたたまります。ビワの葉・スギナ・ヨモギ・柿の葉などの薬草もおすすめです。

また、たらいのない方は浴槽に入るときに小さいイスのようなものに座り、腰から下だけを入れます。

湯の温度は、我慢できる程度（むりに我慢するのではなく）に熱くすること。寒ければ、上着を着たり、上半身にタオルをかけるのも忘れずに。

効果
冷え性、便秘、下痢、肝臓、腎臓、婦人科の弱い人、不感症、皮膚病、痔など

■足浴

風邪をひいたとき、寒気がして衣服を脱ぐ元気もない、また時間がないときは、足浴だけでも全身があたたまる効果があります。

浴槽の近くに洗面器やバケツなどを用意して冷たい水を

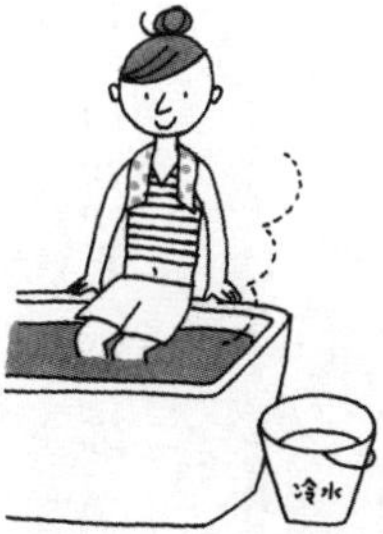

張っておきます。

まず、熱い湯に足をつけ、よくあたたまったら、冷たい水に三〇秒から一分ほどつけます。

次はまた熱い湯につけますが、このとき、さし湯をして湯の温度を上げます。これを数回くり返し、最後は水で終了。

湯の温度は、最初は四一度あたりから始め、最後は四六度ほどが目安ですが、自分の体に聞きながらやってみてください。

病人などにも足浴は効果的です。ふとんに寝かせた状態で足もとにお湯を入れた桶《おけ》を置き、看護人が足浴をしてあげると、血行がよくなり、胃腸、腎臓の働きもよくなります。

効果

風邪、胃腸・腎臓の活性化、疲労回復、慢性病など

ひとくちメモ

疲れたとき、体がだるいときには、足浴前後に梅干し番茶を飲んでみましょう。梅干し番茶は、梅干し一個の果肉をたたいてつぶし、熱い番茶（必ず無農薬栽培のもの）をさして、種だけ残して飲みます。

かんたんでおいしいので、ぜひ実践してみてください。血行がよくなることで老廃物を出す効果が高まり、翌朝にはスッキリします。

美容効果バツグン！ 野草の恵みを生活に取り込もう

入浴に野草の恵みをプラスすると、さらにあたため効果が高まり、肌も健康的に美しくなります。

わが家では、ドクダミ、ヨモギ、ビワの葉など、葉っぱがいちばんよく茂る季節に草や葉を摘み取り、干して乾燥させておきます。それを木綿の小袋に詰めて浴槽に二つ、三つ浮かべ、年中、薬草風呂を楽しんでいます。

香りもよいし肌がすべすべになり、気持ちよく疲れが取れ、寒い季節にも湯冷めせず、何より、体のごちそうになります。

野草に含まれる精油や酵素などの有効成分が、細胞に活力をつけ、老廃物を排出し、新陳代謝を助けて美肌効果を高めてくれます。かゆみや湿しんを抑える働きもあるので、アトピー性皮ふ炎の人にももってこいです。

また、ぜんそくや花粉症の原因になると誤解されている野草に、セイタカアワダチ草があります。九月上旬から中旬にかけて黄色い花をつける野草ですが、この嫌われモノの草に、ステロイドの薬害を中和してくれるすばらしい働きがあるのです。膠原病《こうげんびょう》やアトピーの後遺症に悩んでいる人が、たくさん助けられています。

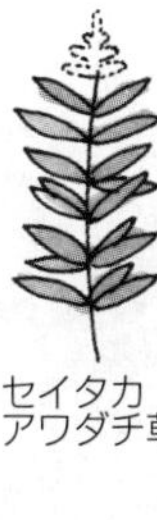
セイタカ
アワダチ草

摘み取るのに最適な時期は、花が咲く前、酵素がたっぷり含まれたつぼみのときです。これで薬湯をたてて入ると、かゆみがおさまり、サメ肌が治り、皮ふもしっかりしてきます。三日くらいは発酵が続くので、湯をかえずに続けて入浴できます。ただし、欲張ってたくさん入れると作用が強くなりすぎます。皮ふのようすを見ながら適量を心がけてみてください。刺激が強すぎると感じたら、一時やめてみたり、濃度を薄めてください。それだけ薬効のある方法なのです。

なお、野草の入浴剤は、お湯を沸かすとき一緒に入れるのがいちばんですが、給湯式の浴槽の場合は、煮出しておいたエキスを湯に加えてもOKです。

野草ではありませんが、大根葉を干したものも、冷え性や生理不順によく効きます。腰湯をするときに利用してみましょう。

野草の親切と思いやりは、さまざまに応用がききます。セイタカアワダチ草を煎じた汁で髪を洗うと、つやが出てしっとりします。ヨモギの乾燥葉の枕は、安眠を誘いますし、お腹に当てているとあたたまる。

野草を焼酎につければ、薬効エキスがしみ出た化粧水もつくれます。

自然がくれる無限の愛を、ありがたくいただきましょう。

ひとくちメモ

セイタカアワダチ草に似た植物に、オオアワダチ草やブタ草があります。どちらも夏に花をつける植物で、セイタカアワダチ草とは異なります。オオアワダチ草に薬効はあまりありませんし、ブタ草はアレルギーの原因になる毒草ですので気をつけてください。

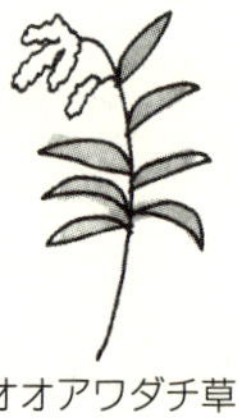
オオアワダチ草

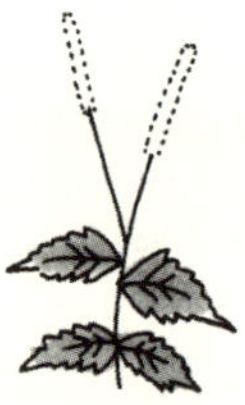
ブタ草

野草は、
全身が喜ぶ
〝体のごちそう〟です

掃除と整理整とんは、〝心のゴミ〟の大掃除

体本体のケアはもちろん、体の外側、身のまわりの環境をすがすがしくととのえることも、「自然療法シンプル生活」の大切なポイントです。

まずは、毎日お世話になっている家の手入れ、掃除をしましょう。


掃除の段取りは、「上から下へ」が基本。

最初にはたきをかけ、棚の上や障子のさんにたまったほこりを下におろします。ほこりが舞うのが落ちついてから、ほうきの先を畳の目に沿わせて静かに掃きます。

こうすることで、畳もいためず、よけいなほこりもたてずにゴミをきれいに掃き出せます。玄関などは、お茶がらをまいてから掃くとほこりやちりを吸い取り、お茶のよい香りも残って一石二鳥です。

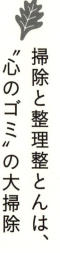

自分の魂が
ピカピカしてくる
「掃除」の不思議な効用

床が板張りなら、ゴミを掃いたあと、かたく絞ったぞうきんでふき掃除をします。静かに手足を動かすだけですから、掃除機のかしましい音もなく、赤ちゃんがいるご家庭でも眠りを覚ますこともありません。

化学ぞうきんを使わない水ぞうきんでの掃除は、体の血行をよくして健康にし、頭の回転を早めて判断力、決断力も養う天からのいただきものと言えるでしょう。

住空間がきれいになり、清潔に過ごせ、気持ちもさっぱりしてきます。

さらに、部屋を片づけ、押入れなども整理整とんすることで、家の隅々にまで風が通り、家が長もちします。心も晴れやかになり、ゴチャゴチャこんがらがっていた頭がすっきり一掃されて、家事や勉強もはかどります。

福井県にある曹洞宗の総本山、永平寺《えいへいじ》では、台所とお風呂、トイレの掃除をいちばん重要視しています。

台所は「食べ物のいのちをいただく場」。

お風呂は、あかを洗い流して古い細胞のお葬式をする「神聖な浄化の場」。

トイレは、腸を掃除しながら「いのちの最後を送り出す感謝の場」。

この大事な場を念入りに掃除し、汚れをふき取ることで、お坊さんたちは自分の心の汚れもふき取り、見えないいのちを見るための「心磨き」の修行をしていました。

永平寺では二泊三日で、希望者とともにお世話になりましたが、学ぶことばかり。心鎮《しず》まる経験をさせていただきました。

住まわせていただく感謝の思いとともに、目に見えるゴミはもちろん、目に見えない心のゴミも掃き出すのが、掃除というものです。

また、スリッパをそろえて脱ぐのも、食事のあとイスをもとに戻すのも、洗面所の水はねをきれいにふいておくのも、みんな、次の人が気持ちよく使えるように、という思いやりの表現なのです。

台所の油汚れを落とし、鍋をきれいに洗い、お風呂もトイレも隅々まで磨きあげていくと、自分の魂がピカピカ光ってくるのがきっとわかります。

ひとくちメモ

家事は、毎日少しずつ積み上げていくものです。同じことをくり返しているうちに知識がこなれて知恵が生まれ、できないこともできるようになり、いちばんよい方法がわかってきます。忍耐力や洞察力、判断力がつき、モノの加減やバランスの取り方も自然と身についてきます。

私は、人生の局面でいちばん大切なのは、鋭い感覚――見通しと自覚、実行力だと思っています。

毎日の家事で「ああしよう、こうしよう」と積み上げていくと、次に何をしたらいいのか考えたときに、パッパッと瞬時にできるようになります。

生きた勘や判断力があれば、「こういうときは、こう!」という、すばやい選択・実行につながり、何があっても乗り越えていけるようになるのです。

トイレには「浄化の神さま」がいます！

トイレは汚いというイメージがあるせいか、不平たらたらでトイレ掃除をしている人も多いのではないでしょうか。トイレは「御不浄《ごふじょう》」と書くけれど、浄《きよ》らかざるところではなく、ほんとうは浄きところがトイレなのです。

私が子どものころは、「山のもの、海のものが、私たちにいのちを分けてくれるお役目を果たして、最後に出てくるのがトイレでしょう？　だから、ありがたい場所です」と言われて育ちました。

そして、「トイレにはお浄めの神さまがいるから、ありがとうと言って出てこないと、お尻とおしっこの穴から悪魔（邪気）が入るよ」といましめられたものです。

大きな便りと小さな便りが、私たちのいらないもの、汚れたものを引き受けてくれ、体を浄らかに保ってくれる。だから「うんこにもありがとう」だし、それを出させて浄めてくれる「トイレにもありがとう」です。

食べ物のいのちをいただくという感謝があれば、トイレにも感謝して掃除ができるようになります。

よく、「トイレをきれいにすると幸せになる」と言われるのは、トイレに満ちあふれる自然の親切に気づき、喜んで掃除をすることで、心が浄らかになるからなのです。

ひとくちメモ

トイレはまた、体の健康状態を教えてくれるところでもあります。食べたものが自分に合っていたかどうか、たいてい次の日には結果となってあらわれますので、大小の便りの回数や色や状態などをチェックすれば、おのずと健康管理ができてきます。

あなたの肌着は「木綿」？「化繊」？——ここまで体と心に影響が出る

いまの女性は、木綿の肌着はあまりつけません。パンティもブラジャーもスリップも化学繊維（化繊）ばかりです。

でも、化繊は汗を吸い取らないので毛穴がふさがり、保温、吸湿ともにマイナスです。汗には体温を調節したり、体の老廃物を出すという働きがあり、汗をかくことで、体は健康な状態に保たれているのです（一日一リットルの汗が出るので布団がしめります）。

化繊では、新陳代謝がうまくいかないうえ、人工的な電磁波を出すので神経もいらつき、カルシウムの吸収もさまたげられてしまいます。

また、化繊をじかに身につけると、体が冷えて重たくなり、頭の回転が鈍り、気持ちも不安定になっていくのです。

そこへもってきて、きついブラジャーで胸を、ガードルでお腹や腰を締めつけると、ますます血行が悪くなる。これで調子を崩している人がたくさんいます。

とくに、冷えと神経の疲れが子宮にきて、婦人科系の疾患や不妊症がものすごくふえています。

洋服すべてを自然素材にこだわる必要はないと思いますが、下着だけは木綿に戻し、体を締めつけすぎないものを選びましょう。

女性の体は、ただでさえ冷えやすい構造になっています。大切な臓器がすべて入っている腰とお腹まわりは、絶対に冷やしてはいけません。

皮ふ呼吸と保温を快適に調整してくれる、木綿やシルクの下着がいちばんです。肌に触れるところだけは、自然の親切をいただいてください。

体があたたまり、皮ふ呼吸もスムーズになれば、生理不順や腰痛や吹き出物なども解消されていきます。

そして、肌着をきちんとつけることで、胸やお腹やお尻が見えそうな服装もなくなります。体の生理を考えて衣服をまとうと、自然と奥ゆかしい、品のよいおしゃれになっていきます。

美しく品よく生きることは、女性にとって最高の幸せではないでしょうか。

ひとくちメモ

おしゃれは豊かな心の表現。工夫してどんどん楽しめばよいと思いますが、身につけるものには本来、体の生理を助けるという大きな役割があります。これを忘れては本末転倒です。

「暮らしのなかで自分も地球も健康になる」かんたんな方法

私たちの体は、自然に触れることで、自然のいのちのパワーを受け取っています。住まいも、木や土壁や障子、畳を多用した日本の伝統家屋のほうが、体を元気づけてくれます。畳は酸素を出し、木や和紙や土壁は湿気を吸ったり吐いたりして、湿度調節をしてくれるのです。

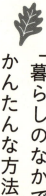

鉄筋コンクリートの家屋が多くなったいま、とくに都会暮らしでは、体にやさしい住環境を手に入れるのは難しくなる一方です。どうしたら少しでも自然を取り入れられるのか、工夫して考えてみましょう。

どこに住んでいても、どんな人にでもすぐにできるのが、風通しをよくすることです。開けられるときにはできるだけ窓を開け、部屋の空気を入れかえること。湿っぽさがなくなり、自然のいい気も入ってきます。じめじめして悪い空気がよどんだところに暮らしていると、なかにいる人間までおかしくなってきます。

自然は常に回っていますから、私たちの体や心もよどませないようにすることが大切なのです。

部屋やベランダの片隅にプランターや鉢を置き、緑を育てるのもいいでしょう。野菜を植えれば収穫も楽しみですし、プランターなら庭のない家庭でも置けます。生きた緑や花は目にもやさしく、いのちの成長を見る喜びもくれます。

ふとんや枕などの寝具も、天然素材がおすすめです。

綿のふとんは汗を吸い取り、そば殻やあずきなどを詰めた枕は頭を適度に冷やして血行を助けてくれます。

ベッドもふかふかだと背骨が曲がるので、畳ベッド（ベッドの表面に、マットレスの代わりとして畳が組み込んであるベッド）のほうが健康的です。

台所にある道具類や雑貨などは、ポリバケツやポリ袋、ポリ容器を、木や瀬戸物に替えると雰囲気もよくなります。

洗剤は合成洗剤ではなく、粉石けんに。スポンジをやめて木綿の布や昔ながらのタワシで洗う。

こんな工夫をするだけで、自然素材のあたたかさを日々感じ、その結果、土に還らないゴミが減り、公害が減り、自分も地球も健康になります。

ひとくちメモ

畳に座る生活が健康にいいことをご存じでしょうか。

正座したとき、かかとが当たるお尻のところに、大切なツボがあるのです。そのツボが刺激されて脳神経とつながり、胃袋や横隔膜がキリッと上がります。腹が据わり、本来もっている五感も磨かれます。日本の住文化を見直すと、深い発見がたくさんあります。

〝幸せの神さま〟が住みつきたくなる環境づくりの秘訣

COLUMUN

タンポポが教えてくれた「自然の親切」

二十代半ば、肺結核を玄米や野菜の食事で治していたときのことです。「いのちのある食べ物が大事」と、頭では理解していたつもりでしたが、「いのちをいただく」ということの意味を、心ではわかっていませんでした。

ある人から、「野草の根が細胞を活気づけてくれる」と教えられ、タンポポの根に助けられていました。そこで、その日もタンポポを取りにいきました。

地面深くまでしっかり根を張っているタンポポを取っていると、子どものころ、草むしりを言いつけられたときのことを思い出しました。

野草もタンポポも、根が深いので、抜くのが大変。上だけ刈って逃げると、「根から取りなさい」と母に連れ戻されるのです。

でも、取っても取ってもすぐに生えてくるので、夏中草むしりばっかり。なんでこんなもの生えるのよと憎らしくて、けちらし、踏みつぶしながら歩いていました。

そのタンポポにいま、助けられている。「もし私がタンポポだったら、どう思うかな」と、ふと、タンポポの立場になって考えてみたのです。

自分の病気を治すことしか見えていない根性の悪かった私のことですから、確実にこう言ったなあと思いました。

「あんたね、意地悪したでしょ。あのとき、文句言ったでしょ。踏みつけていじめたでしょ。だから、あんたには、やらないから。絶対にやらないからね」

でも、タンポポは親切で、あるがままに生えて、何の代価も要求せず、ひとことも文句を言わずにその力を私にくれている。

これが自然の親切、思いやりなんだと思ったら、胸がいっぱいになり、タンポポにしがみついてワーワー泣いてしまったのです。

踏まれても引っこ抜かれても生えてくるタンポポの強い生命力が私のなかに入ってきて、私を元気にしようとしてくれている。タンポポの無償の愛に、心から感謝の思いが

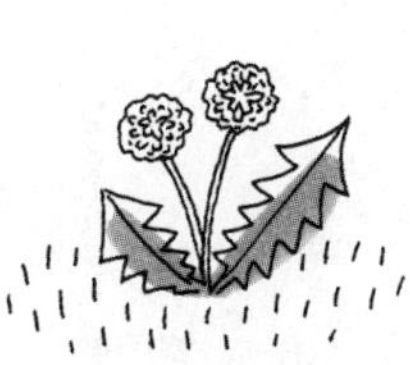

湧いてきました。

それを機に、私はグングン快方に向かいました。自分中心でなく向こう側から見る思いやりに気づけたことで、自然の無限の力がスーッと入ってきて助けられたのです。

心のもち方が変わると、同じことをしても結果が違うことを、私は確信したのです。

2章

免疫力を一段と高める「食生活の知恵」

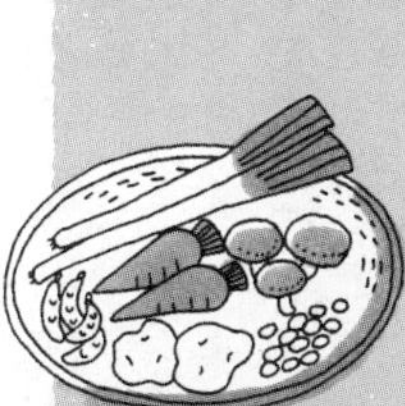

食べ物には栄養素以上の〝いのち〟が込められている

玄米を水にひたすと芽が出ます。田んぼに植えれば、一粒が数千倍にもふえる。野菜も、根っこが残っていれば切り口から新芽が出てきます。

「お米から芽が出るなんてホントかな?」と思う人は、ぜひ試してみてください。ただし、白米ではなく玄米で。もみを取っただけの精白していない玄米には、「いのち」のもとがまるごと残っているのです。

食べ物とは本来、いのちの源である「お天道さま」のエネルギーがつくったもの。お日さまや大地や水や空気に育まれ、次の生命をもつくり出せる生き物なのです。

その生命力あふれる食べ物が、わが身、わがいのちを差し出し、食べる人の血や肉となり、いのちをバトンタッチしてくれています。

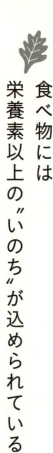

いのちのなかには、健康に生きようとする力が躍動しているのです。

子どものころ、母によく「食べ物を粗末にしたらお天道さまに申しわけない。目がつぶれてしまうからね」と諭《さと》されました。

この「目」は、実際の目玉のことではなく〝心の目〟のことです。お日さまの恵み、雨の恵みなど、天からいただいた自然の恵み、そしてバトンタッチしてくれた、いのちへの感謝の念を忘れてはいけない、という教えです。

心の目がつぶれると、自然のパワーを感じ取ることができなくなります。せっかくの宇宙エネルギーを通してくれる神経に戸を立て、流れにブレーキをかけてしまうことに。それが、体や心を不健康にしていくのです。

いのちがある食べ物を選び、むだにすることなく調理し、残さずいただく。目には見えない「いのち」を見る目を養い、「いのち」にありがとうという気持ちをもつことが大事。これで神経が安らぎ、体も心も生き生きしてきます。

私たち日本人は、食事の前に「いただきます」と手を合わせます。

これは、食べ物のいのちをいただいて生かさせていただくという、祈りと感謝の表現なのです。

その深い意味を噛みしめながら、「いただきます」を口にしてみましょう。

ひとくちメモ

お米一粒も野菜の切れはしも、ただのモノではありません。たんなる栄養素の寄せ集めでもない。

科学では分析できないし、目で見ることもできないけれど、そこには生きた「いのち」があります。いのちはいのちでしか、つなぐことができないのです。

「いのちがある食べ物」を選んでますか？
残さずいただいてますか？

「旬」のものを食べると、自己治癒力が増幅する理由

四季がめぐり、自然環境に恵まれた国が日本です。

そして、お天道さまの育むいのちが、最高に輝くのが「旬」です。

旬のものは栄養が豊かで、数値にあらわれない生命力もみなぎっています。旬のものを食べると免疫力がアップするのは、そのおかげです。

季節と体の関係と、代表的な旬の作物を、少しご紹介しておきましょう。

木の芽が育ち、野草が勢いよく若芽を伸ばす春は、人の体もホルモンの分泌がさかんになり、たまったものが吹き出しやすくなっています。そこで、菜の花やブロッコリー、山菜、タケノコなど、グングン伸びるもの、苦みのあるものを食べ、寒さで縮こまった細胞にたまった老廃物を、追い出します。

ただし作用が強いので、食べすぎはくれぐれも厳禁です。アトピーなどのアレル

ギーがある人も、注意が必要です。

夏の体は、勢いよく茂る植物同様、活動的になっています。毛穴が開いて汗を出しますから、体のかわきをいやし、クールダウンさせるトマトやナス、キュウリやスイカといった水気たっぷりの瓜類などでバランスを取ります。

暑さに弱い人や秋口に風邪をひきやすい人は、体のなかに水分がたまっているので、夏野菜はひかえめに。代わりにカボチャやニンジン、海藻など、体をあたためるものをふやしてください。

また、夏は汗をたくさんかいてミネラルが失われるので、おかずの塩気を少し濃くし、梅干しを食べると、夏ばて予防になります。

風が冷たくなり、木の葉が落ちる秋から冬の体は、冷えやすくなっています。毛穴が閉じ、体をあたためる五穀や根菜、豆類が充実するなど、体の生理も自然の恵みも、体温を逃がさないように応援してくれています。

とくに寒がりの人は、穀物や玄米もち、ごまを多めに

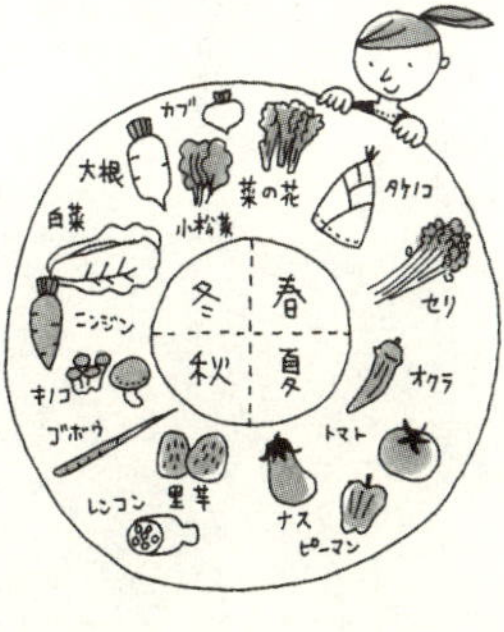

とり、あずきや黒豆を煮こぼさずに塩味で食べると効果的です。切り干し大根や海藻、根菜のお煮しめにも、体をあたためてくれる働きがあります。

体にも春夏秋冬があり、そのつどバランスを取ってくれる食べ物が「旬」というわけです。実にありがたい、自然からの贈り物です。

旬をおいしくいただき、食生活を自然のサイクルに戻すと、自然は「待ってました」とばかりに、体の健康や生き生きした心をプレゼントしてくれます。

自然とは、親切で思いやり深いものなのですね。

ひとくちメモ

日本では昔から、季節ごとにさまざまな行事がもたれてきました。季節の変化を肌で感じ、いのちの重みと尊さを伝えてきたのが行事食です。お正月のお供えもち、節分の豆、お彼岸のおはぎなど、行事食にも、その時季にその食べ物をいただく意味、食の知恵が詰まっているのです。

「旬」をおいしくいただくと、
自然は「待ってました！」と
〝健康〟をプレゼントしてくれる

世界最強の食べ合わせとは？

「日本の伝統食に学べ」

「肉を減らし、穀物や豆を食べよう」

最近、肉礼賛だった欧米の栄養学が、変わってきています。

肉の食べすぎは体に酸を残し、血液を汚して病気の温床になります。また、パン食は肉や卵やバター、乳製品などが合うので、高タンパク、高脂肪、高カロリーになりがちです。

その点、お米に大豆を組み合わせる和食は理想的な栄養バランス。栄養の質もよく、体に負担をかけないので、世界が注目しているのです。なのに当の日本では、いまだに「ご飯は残しても、おかずをしっかり食べなさい」「タンパク質をとらなくちゃ」です。肉や卵や乳製品といった酸性食品ばかりが食卓に並び、お米や豆や野菜などの

「和食」は世界一のヘルシーフード

アルカリ性食品は減る一方。体内が酸性にかたよるため、冷え性、貧血で赤ちゃんも産めない。ガンや生活習慣病で苦しむ人がふえ、すぐにイライラし、キレる人も多くなっています。何をどう食べれば体がシャンとするのか、おとなが子どもに食の基本を伝えていくべきです。

和食が世界一ヘルシーといわれたカギは、「ご飯（玄米）を主食にみそ汁、漬物」の三点セットにあります。おかずは、アルカリ性の野菜のお煮しめや煮豆程度。栄養バランスにすぐれ、なかでもミネラルやビタミン、酵素をたっぷり含むこの組み合わせが、栄養の消化吸収を助け、腸を丈夫にし、心もおだやかにしてくれていました。どこか具合が悪いと感じたら、食事を基本のセットにし、量も減らし、よく噛んでみましょう。数日で体調がよくなるのが、実感できるはずです。

ひとくちメモ

伝統の日本食は、私たちの先祖が自然とともに生き、その経験と知恵をもとにつくり出したもの。自分の家族や身近な人たちの「健康」や「成長」、そして「幸せ」への気持ちの込められた食べ合わせです。このすばらしい食を、いま一度見直してほしいものです。

玄米でまるごとの〝いのち〟を食べる

最近はパンをメインにして、ご飯を全然食べない家庭もあると聞きます。

しかし、日本人が古来、玄米をはじめとするお米を主食としてきたように、お米は日本人の暮らしに合った食べ物です。

麦と比べて腹もちはよいし、味も中庸で飽きない。

そして、麦は乾いた大地を好みますが、米は湿地に育つので湿気に強く、湿度の高い風土で暮らす私たちの生理機能を助けてくれるというメリットもあります。

体の細胞は、湿気が多いと、どうしてもゆるみやすくなります。栄養がうまく回らず、毒素もたまりがちになる。

お米は、そんな体の湿気を吸って細胞をあたため、強化し、活気づけてくれるのです。

また、玄米には、糖質、タンパク質、脂質の三大栄養素がバランスよく含まれています。白米と違うのは、それらの栄養素の消化、吸収に必要なミネラルやビタミン、腸を掃除する食物繊維が玄米にはたっぷりと含まれていることです。

また、ぬかの部分には、有害な重金属を排泄するフィチン酸や自律神経の働きを調節してくれるγオリザノールなど、いのちの働きを応援し、解毒の作用をもつ成分もたくさん含まれています。

玄米は一粒一粒が次のいのちを守り育てる種ですから、私たちの生命を支えるシステムを完備しているのです。

白米を玄米に替えただけで、慢性病や難病が治った、風邪をひかなくなったという例も私の元には多数寄せられています。

自然療法シンプル生活の始まりとして、まずは玄米食を取り入れてみるとよいでしょう。

玄米が無理なら、半搗き米（半分精米された状態のお米）に麦や雑穀を混ぜるのも手です。

玄米にあずきや黒豆などを一緒に炊き込むと、なおよいでしょう。

私はさらに、すりごま（炒ってすり、うすい塩味をつけたもの）をたっぷりかけていただいています。

味もおいしくなるし、消化を助け、カルシウムの補給もできて一石二鳥です。

ひとくちメモ

ここで取り上げた栄養素以外にも、玄米にはまだ解明されていない栄養素が含まれていると言われています。しかし、白米に精製する際に、玄米のいのちともいうべきこれらの成分は、すべて落とされ、お米本来の力は失われてしまうのです。

また、「ダイエットのために穀物は食べない」という人もいるようですが、玄米は体をゆっくり、じっくりとあたため、血行をよくして代謝を高める働きをもつ最高のダイエット食品です。よく噛めば甘みが増し、食欲も落ちついてきます。

日本人の知恵〝みそ汁〟のパワー

玄米と一緒にとるものとして、抜群に相性のよいのがみそ汁です。みそ汁をおすすめする理由は、いくつかあります。

まず、みその原料は、良質のタンパク質、カルシウム、ビタミンが豊富な大豆です。玄米だけでは不足しがちなアミノ酸を含み、玄米と大豆をとることで理想的なバランスが生まれます。大豆のままでは消化が悪いのが欠点ですが、みそに加工することで栄養が吸収されやすくなっています。

また、同じタンパク質でも動物性タンパク質と違いアルカリ性なので、血液浄化にすぐれています。そして、みそ汁の具の野菜や海藻は、ミネラルやビタミン、食物繊維の宝庫です。とくに海藻は、血液をきれいにする作用が強力です。

みそは発酵食品でもあります。

発酵食品は、整腸作用を促進し、肝臓や腎臓の解毒作用を活性化する、保健のために欠かせない大切な食品です。

みそができあがる際につくられるバクテリアや酵素は時間をかけるほど多くなって、その働きが活発になるため、熟成期間が長いものほど「薬効」があります。化学的な早づくりのものや、食品添加物入りのものではなく、自然醸造のものを選んでください。

さらに、みそ汁や煮物に使われる〝だし〟にも、風土の知恵が詰まっています。

日本は火山帯にあるので、土壌にカルシウムが少ない。雨が多いため、ただでさえ少ないカルシウムは海に流されやすくなっています。

だから、カルシウムの多い海藻や小魚が大事。昆布や煮干しで取っただしは、うまみ調味料になるだけではなく、カルシウムの補給源だったのです。

いまは「カルシウムが足りないので、牛乳を飲みなさい」という人がいますが、酪農は本来、高温多湿の風土には向きません。

それに加え、現在日本で飼われている牛の多くは牛舎につながれ、化学飼料を食べさせられ、抗生物質やホルモン剤を与えられています。人間同様、ガンなどのさまざまな病気になることも多い牛から、はたして栄養満点の牛乳はできるのでしょうか。

一方、みそ汁の素材は日本の風土に合ったものばかり。大豆にもカルシウムが含まれていますから、わかめや豆腐を入れたみそ汁を飲めば、十分カルシウムはとれるのです。

具に、旬の野菜やわかめ、豆腐や油揚げなどを組み合わせて、みそ汁をおいしく食べる習慣をつけましょう。

ひとくちメモ

しょう油も、みそと同じく大豆を発酵させてつくりますから、同様の薬効があります。化学調味料ではなく、みそ、しょう油といった、昔から使われてきた調味料を活用して、料理をするように心がけましょう。自然のうまみは化学の味とはまったく違いますし、化学調味料は、頭の回転を鈍らせ、舌の感覚を麻痺させますので注意が必要です。

もう一つの効用――漬物は腸内を掃除し、お煮しめは根性をつける

玄米、みそ汁とともに、手づくりたくあんやぬか漬け、梅干しなどの漬物をとりましょう。塩だけの白菜漬けも、手軽につくれておいしく食べられます。

お日さまの光を浴びた、あるいは発酵した漬物には、体が吸収しやすいやさしい栄養がたくさん含まれています。

たとえば、大根を天日干ししてつくったたくあんにはビタミンDが含まれ、弱った細胞に活力を与え、整腸の効果があるため、食中毒の予防になるほか、慢性病者や虚弱者にはうってつけの食べ物です。骨を丈夫にし、歯を強くする薬効もあります。

ぬかと塩だけ入れて漬け込んだ、二〜三カ月たっても黄色くて味の変わらないものを選びましょう。ただし一回に食べる量は、薄く切ったものを二枚くらいにすること。

また、押しぶたや重石をして漬けたほんものの漬物には、酵素やビタミンや食物繊

維がいっぱい。腸内をきれいに掃除し、有効菌を育て、栄養の吸収力を高めてくれます。もちろん、お通じにも効果大です。

ただし、市販の漬物は、「重石をして発酵」「天日干し」といった大切なプロセスを抜かし、調味液に漬けただけのにせものが多いのが現状です。そのような漬物には整腸効果はありません。

先にも述べた「ご飯・みそ汁・漬物」の三点セットに、根菜類を中心に、昆布のだしと発酵食品のしょう油やみそで煮込んだお煮しめなどを合わせましょう。こんにゃくや高野豆腐、切り干し大根といった昔ながらの保存食や、自然薯《じねんじょ》、きのこなど季節のものを組み合わせれば、さらに栄養バランスがととのいます。

また、いまの人にはおかずがお煮しめだけでは寂しいので、豆や野菜、海藻、伝統の保存食や発酵食をうまく工夫して、いろいろな料理を楽しく創作するとよいですね。

なお、お煮しめによく使われる根菜は、土から直接栄養をもらうのでミネラルや酵素が多く、体をあたため細胞を活気づけてくれます。昔の人が「お煮しめを食べると根性がつく」と大切に食べたのは、そういうわけなのです。

ひとくちメモ

上手なたくあん漬けのつくり方

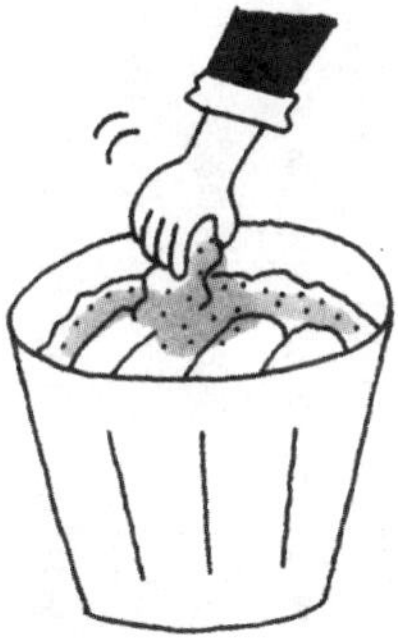

1 ぬかと塩を混ぜ合わせる。

2 樽底にぬかを敷き、
大根をすき間のないように
ひと並べにしてぬかをかける。
その上に、また大根を並べてぬかをかけ、
最後に少し多めに残しておいた
ぬかをかける。

3 大根の干し葉をふたのようにかぶせて押しぶたをして、
材料と同じくらいの重さの重石をする。

4 1週間ほどで水が上がってきたら重石を少し軽くして、
塩水がこぼれないように加減する。

5 甘口のものなら1カ月したら食べられるが、
2～3カ月くらいたったほうがおいしくなる。
取り出すときの注意点は、
1本取ったら空気が入らないように、
ぬかや干し葉で埋めてから、
きっちりと押しぶたと重石をしておくこと。

「梅干し」は家庭の万能・常備薬

食べ物というと、つい栄養があるもの、身になるものに目が向きがちですが、入れるばかりでは詰まってしまいます。食べたものの消化吸収をよくしたり、解毒や排毒に役立つものを、いつも用意しておきましょう。

その代表が、「梅干し」です。私も肺結核で死にかけたとき、玄米の重湯と十五年ものの梅干しに助けられたことがありました。

梅干しには強力な「クエン酸」があり、糖質をエネルギーに変えたり、血液を浄化したりして、細胞を活気づけてくれるのです。胃腸の粘膜を丈夫にする、腸内を殺菌する、カルシウムの吸収力を高めて鎮静効果をもたらすなど、その効果は数知れず。

たとえば被爆された方の体内に残る放射性物質のストロンチウム90（原子爆弾の

「死の灰」の物質）ですが、梅干しのクエン酸に玄米の「フィチン酸」が加わると、みごとに結合し、排泄されることもわかっています。ただし、色を付けたり、味付け液につけたプヨプヨの梅干しには、「薬効」はありません。

梅干しづくりでは、塩に漬け込んだ梅を七月下旬の土用の頃、三日間干します。梅干しの薬効を高めるいちばんのポイントが、この「土用の日干し」です。

三日三晩、梅雨明け直後の真夏の太陽エネルギーと夜のオゾンを吸着させることで、カルシウムの吸収を助け、骨を丈夫にし、細胞を活気づけるパワーが増大します。梅のなかに、自然の力が育てる特殊な成分も生まれます。

また、酵素の働きによって、古いものほど「薬効」が強くなります。三年以上の梅干しなら、塩分が気になる人も大丈夫。逆に、高血圧が治った例も多いのです。

梅をつけたり干したりするとき、祖母が全身を清めてから取りかかっていたのを思い出します。そして梅仕事が終わると「今年も、

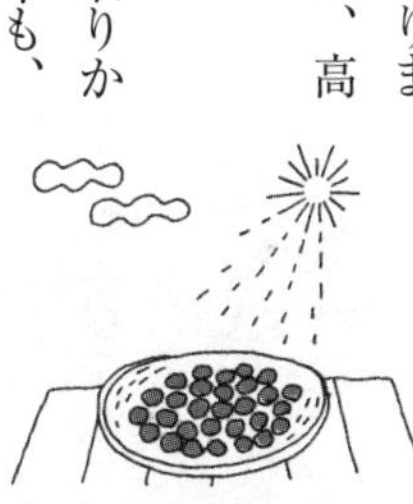

これでおかげさま」と手を合わせていました。

風邪のときも疲れたときも、下痢止めにも、梅干しは大活躍。一日一粒の梅干しで、おいしく賢く、「その日の難逃れ」ができます。

梅干しは、地味ではありますが、体のバランスをととのえる最高の食べ物です。旅行のときにもかばんに入れておけば、急な体調不良にも安心です。

ひとくちメモ

干す前の青梅のエキスも、消化器系のたいていの症状を抑える薬になります。殺菌作用があり、腸内の有用な細菌を育て雑菌を殺すため、腹痛、胸やけ、下痢、便秘、高血圧、低血圧、心臓、腎臓、肝臓、糖尿病によく効きます。伝染病が流行する時期にも、梅肉《ばいにく》エキスを飲んでいると伝染しないほどです。

胃弱の人は、黒砂糖をハチミツ程度のやわらかさに煮とかしておき、梅肉エキスに混ぜてジュースにするとよいでしょう。冬はあたたかく、夏は冷たくしてどうぞ。ただしクエン酸や炭酸を混ぜると効果がなくなってしまうので注意が必要です。

梅肉エキスのつくり方

1 陶器か磁器のおろし器で青梅をおろす。

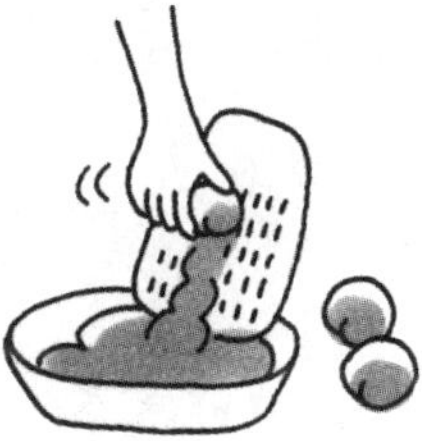

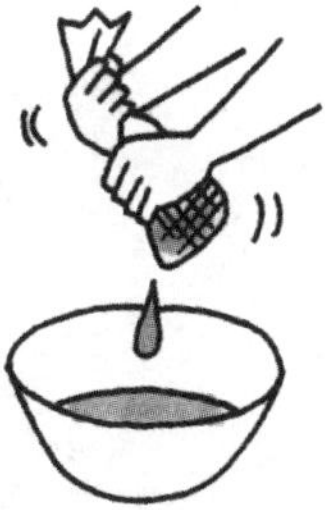

2 ガーゼでしっかりしぼり、汁をとる。

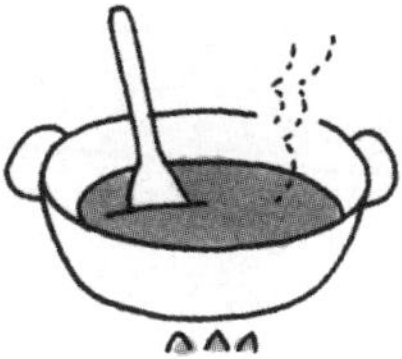

3 しぼり汁を土鍋に入れて、かき混ぜながら、トロ火でゆっくりアメ状になるまで煮詰める。

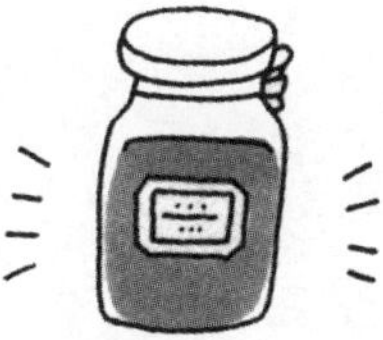

4 陶器かガラスの容器に入れて保存。密閉すれば10年でも保存できる。

「いのちのあるモノ」を選ぶ目を養う

生活全般が「自然」から遠く離れた時代になりました。「安くて便利できれい」なことがもてはやされ、すぐに食べられるインスタント食品やレトルト食品、調理済みのお弁当などが人気を集めています。

でも、手抜きは「心抜き」。食べ物のいのちや栄養ではなく、表面しか見ていないのです。「安くて便利できれい」の裏には、何があるのか考えない。

メーカーによっては粉で色や香りを付け、つやを出し、化学調味料で味を調整し、増量剤や防腐剤などをたっぷり使って低コストを実現させているところもあります。

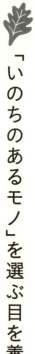

日本で認可されている添加物は現在、約一五〇〇種類。一人が一年にとる量は平均で四キロといいますから、加工食品をたくさん食べる人はそれ以上です。

野菜などの生鮮食品も「残留農薬がこわい」と言いながら、見た目がきれいなほう、値段が安い輸入野菜を喜んで買っている人が多いように思います。

いまの食べ物は、自然に合わせるのではなく、食べる側、つくって売る側の都合に合わせたものばかり。これでは、食べ物の生命力（いのち）は失われる一方です。


また、添加物や農薬というのは、化学の力がつくり出したものです。

こういったものを口にしていると、まず味覚が麻痺します。するとますます化学のつくり出した味を好む。しかし、自然のものではないから、肝臓に負担をかけ、アレルギーを引き起こしたり、自律神経のバランスを乱したり、ガンの原因にもなるのです。


この添加物の現状を、全国各地で講演しているのが、『食品の裏側』（東洋経済新報社）を書いた安部司さんです。ふだんは何気なく口にしている食品添加物でも、化学の粉で手品のようにたまご焼き味や霜ふり肉味をつくり出し、集まった人たちに味見をすすめると、さすがに「気持ち悪い……」という反応が返ってくるそうです。

「いちいち気にしていたら、食べるものがなくなっちゃう」という人にしても、目に見えないからそう思えるだけ。生活が自然から離れてしまうと、見えないものを見る感性も、どんどん失われていくのです。

自然な食材を選び、手づくりするだけでも、添加物や残留農薬はかなり減らせます。いつまでもかたくならない、腐らないといった不自然さも、自分でつくることではじめて身にしみてわかります。

自然の食べ物と仲よくなることは、自分の健康だけではなく、世のなかの矛盾にも気づいていけるきっかけになるのです。

ひとくちメモ

レンジでチンするだけ、鍋やフライパンで加熱するだけ……。「〜だけ」の調理が習慣になっていませんか？　食べ物は、自然から遠ざかれば遠ざかるほど、「いのち」が弱まります。ミネラルもビタミンも空になり、代わりに化学合成された添加物や保存料が入っています。だから栄養がうまく回らず、体は重く、脳の回転も鈍くなるのです。

自然療法では、感謝の心をもって、「いのち」をいただくことがすべての基本。「〜だけ」の調理をしている人は、まずは調理済みではない自然の食べ物をとることから始めましょう。

体の免疫力を下げる〝こんな食べ物〟とりすぎていませんか？

添加物と並ぶ現代食の問題に、肉や卵などの動物性食品や甘いものの食べすぎがあります。これらの食品は体内に酸性物質を残すことから「酸性食品」と呼ばれます。一方、「アルカリ性食品」は、野菜、海藻、きのこなどです。

戦後、おかずに豆や野菜が減り、肉がデンと並ぶようになりました。水代わりに清涼飲料水を飲み、白砂糖入りのお菓子を毎日食べる人も少なくありません。

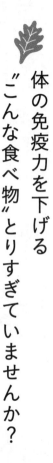

でも、肉にカルシウムはないのです。清涼飲料水や菓子などに含まれる白砂糖も消化のために、体内で大量のカルシウムやビタミンB_1を奪います。

これら酸性食品の食べすぎは腸をドブにし、血液を汚し、骨や歯を弱めるだけではなく、神経を疲れさせて根気もやる気もない、不安定な心をつくり出します。エスカレートすると、神経症や精神障害にもつながっていくのです。

さらに、甘いものや糖質を含む果物を多くとりすぎると、細胞はゆるんで開きっぱなしになり、冷えを引き起こします。すると細胞は柔軟に働けず、血流が悪くなる。また、ゆるんだ細胞にはウイルスが入り込みやすくなり、免疫力も下がってしまいます。

そして、白砂糖や漂白して真っ白になった小麦粉など、過度に精製された食品には、ミネラルやビタミンは空っぽです。

微量要素が不足すると、血液の浄化ができない、認知症を早期に発症しやすい、精子が不足する、すぐにキレるといった、さまざまな症状が出てきます。

だからといって、サプリメントで補えばいいというものではありません。カルシウム剤を飲みすぎて細胞が硬化し、新陳代謝が障害を起こしたり、胆石などの結石をつくってしまったケースもあるのです。

生きるとは、食べることです。これがすべての基本。

どんなに忙しくても、仕事が大事でも、健康でなければ何もできません。バランスは、自然が育む〝まるごとのいのち〟のなかにあります。

ひとくちメモ

ある接骨医の先生から、こんな話を聞いたことがあります。

毎日の食事に肉や卵などが多すぎると、皮ふ病がふえ、生活習慣病も多くなる。腎臓や肝臓に負担がかかり、腸内が酸性に傾いて老廃物がたまり、病原菌が繁殖しやすくなるからですが、それと同じことが鶏や農作物にもいえるそうです。

魚のアラや魚粉入りのエサを鶏に与えると、羽虫がついて、昼も夜も狂ったかのように体をつつきまわすのが、ぬかや小麦、緑の草を与え、お日さまのもとで十分に運動させてやると、まったく病気にならない。

農作物も、化学肥料をやりすぎると土が酸性になり、病害虫がつきやすくなり、味も悪くなる。

窒素肥料が多いと葉はよく茂るのですが、花は咲かずに実もならない。それどころか限度を超えると、枯れて死んでしまいます。

これを弱アルカリ性の中庸の土に戻してやると、虫がつかずに元気においしく育つということです。

もちろん、人間も植物も、成長するのにタンパク質や窒素は欠かせません。

しかし、動物性タンパク質や甘いもの、添加物の入った加工食品など、体を酸性に傾ける食べ物を減らし、穀物や野菜といったアルカリ性食品をふやすだけで、体も心もよみがえり、頭の働きもよくなる。

健康の土台となる腸だけでなく、いのちの元となる土の健康に、もっと目を向けたいものです。

自然療法に「食べてはいけない食材」はない!?

「日本の伝統食が体にいい」という話をすると、「だから私は、玄米と野菜しか食べません」という人がいます。でも、食べ物に線引きをして、「玄米はいいけれど白米はダメ」と切り捨ててしまうのはどうでしょう。

一つでオールマイティな食べ物などありませんし、どんなによいと言われる食べ物でも、食べすぎれば体に負担をかけます。逆に、悪いとされる食べ物も喜んで感謝して食べれば、体はバランスを取り戻す方向に働きます。

白米で自然療法はできないかというと、必ずしもそうではない。頭で「ダメ！」と決めつけるのではなく、ちょっと工夫してみましょう。たとえば、麦や雑穀を混ぜて炊き込めば、精白されて失われたビタミンやそのほかの微量要素を補うことができます。肉や甘いものは99頁の表にもあるように酸性食品ですが、どうしても食べたいなら、中和する方法を考えればよいのです。

たとえば100頁の表でみると、砂糖を一〇〇グラムとったとき、梅肉エキスであれば二グラムで中和できます。

血液を浄化してくれるカルシウムやビタミンが多いのは、ひじきなどの海藻や、ごま、大豆、緑の濃い野菜です。つとめて常食するように心がけるといいでしょう。

肉のつけあわせには、緑黄色野菜がおすすめです。量は、肉の三倍以上を目安に。緑黄色野菜はビタミンAやビタミンCも豊富なので、肉の消化吸収を助けてくれます。

甘いものは、食べたらよく動いて完全燃焼させましょう。汗と一緒に、毒素も出ていきます。ただし、白砂糖より黒砂糖や米あめを使ったもののほうが中和しやすいことを覚えておいてください。

この世はすべてバランスです。陰があり陽がある。夏と冬、天と地、昼と夜、マイナスとプラス、酸とアルカリ……。相反する二つがバランスを取って調和が保たれます。だから食べ物も、中庸にもっていく応用力がいちばん大事なのです。

酸性、アルカリ性食品の区別

（食品の性質をよくみてバランスをとっていただきましょう）

酸性（主として動物性食品と穀類）		中性	アルカリ性（野菜・果物・海草類）	
肉類	小麦粉	塩	大豆	ハチミツ
ハム	そうめん	しょうゆ	小豆	黒砂糖
鶏卵	うどん	みそ	いんげん豆	切干大根
チーズ	酒類	ただし添加物を使用しない自然醸造のものの方がその効能が大きい	さやえんどう	高野豆腐
魚類	ビール		豆腐	黄粉
貝類	白砂糖		青菜類	トマト
煮干し	化学酢		じゃが芋	玄米
するめ	動物油		さつま芋	かんぴょう
たこ	ゼリー		かぼちゃ	寒天
どじょう	ジャム		その他の野菜類	梅干
うなぎ	せんべい		昆布	こんにゃく
オートミール	菓子類		わかめ	植物酢
ぬか	ソーダー水		ひじき	梅肉エキス
ふすま	コーラ		たくあん	よもぎ
ひきわり麦	ジュース		つけ菜	たんぽぽ
パン	バター		果物類	その他の野草
押麦	水あめ		茶	
大麦	植物油		きのこ類	
そら豆	酒かす		牛乳	
落花生	氷砂糖		脱脂乳	
えんどう豆			卵白	

酸・アルカリ性食品中和表

酸性 アルカリ性	砂糖 カツオ節	スルメ	卵黄	マグロ	鳥肉	ソバ	豚肉	牛肉	白米	ウドン 精麦・エビ	ビール	パン	清酒
牛乳・菜漬 サヤエンドウ	3400	2700	1500	1400	1000	700	600	500	400	300	100	50	50
ゼンマイ タマネギ・茶	2300	2000	1200	1000	700	500	400	300	300	200	70	50	40
ナス コーヒー	2000	1600	1000	800	550	400	300	300	200	200	60	30	30
キュウリ ブドウ酒	1700	1400	900	700	500	350	300	300	200	200	50	30	30
ナシ・カキ	1500	1200	700	600	400	300	250	200	200	150	50	30	20
リンゴ 卵白	1100	900	600	500	300	200	200	150	100	100	30	20	20
レンコン ミカン汁	1000	800	500	400	300	200	200	150	100	100	30	20	15
カブ・ヤマトイモ	900	700	500	400	250	200	150	100	100	100	30	20	15
タケノコ サツマイモ	900	700	500	400	250	200	150	100	100	100	30	20	15
ダイコン カボチャ	800	700	400	350	250	200	150	100	100	100	30	15	10
キャベツ ゴボウ たくあん漬	800	600	400	300	200	200	130	100	100	100	25	15	10
ジャガイモ イチゴ	700	600	400	300	200	150	150	100	100	100	20	15	10
マツタケ ゆり・京菜	600	500	300	250	200	150	100	100	100	100	20	10	10
コマツナ ミツバ・ニンジン	600	500	300	250	200	150	100	100	100	100	20	10	10
ちさ・小豆 サトイモ	500	400	300	200	150	100	100	100	100	100	20	10	10
クリ・バナナ 大豆	500	400	250	200	150	100	100	100	50	50	30	10	10
ホウレンソウ シイタケ	250	200	150	100	70	50	50	50	30	30	10	5	5
ショウガ 干しブドウ	200	150	100	70	50	40	30	30	30	20	5	5	5
コンブ カレー粉	100	80	50	40	30	20	20	20	10	10	3	2	1
コンニャク	70	50	30	30	20	15	10	10	10	10	2	1	1
ワカメ	20	15	10	10	5	5	5	2	2	1	0.5	0.2	0.2
梅干し	10	10	5	5	5	5	5	1	1	1	0.3	0.2	0.2
梅肉エキス	2	2	1	1	1	1	1	0.2	0.2	0.2	0.1	0.1	0.1

本表は酸性食品100gの中和に要するアルカリ性食品g量で示す

（西崎弘太郎氏による）

バランスの取り方は、食べる人の体調や体質によっても違ってきます。

また、「○○はいい。△△はダメ」と頭で枠をつくってしまうと、心に溝をつくってしまい、神経もキュッと詰まってかたよってしまいます。その結果、玄米食をしてもかえって健康を損ねることにもなります。その食べ物をどんな気持ちでいただくのか、心や思い方も大きく影響してくるのです。

食べ物の知識は必要ですが、それればかりでなく、わが身で消化し、あたためて、生きた知恵にしていくことです。柔軟な応用力で、心地よいバランスを見つけましょう。

ひとくちメモ

ひと目でわかる食事のバランスの取り方を紹介します。
①旬のものが入っているかどうか。
②海のもの（海藻や小魚）、里のもの（野菜）の両方があるか。
③五味（甘い、辛い、酸っぱい、しおからい、苦い）と、五色（赤、青、黄、白、黒）のバランスはどうか。
この三つのポイントを押さえれば、大丈夫！

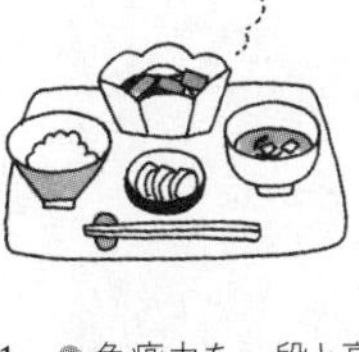

食事も人生も
この世はすべて
バランスが大切です

「おいしく、楽しく」は食と健康の第一ルール

料理は、自然の恵みやエネルギーを、おいしく楽しく表現するもの。豊かな自然の色や形や食感を生かし、美しく盛り付けることが大切です。

ある日突然、「黒いものが健康にいいのよ」と、玄米にひじきに黒ごま、黒豆、ゴボウと、食卓を真っ黒けにしてしまう人がいますが、こんな食事では食べる側はちっともうれしくありません。この調子で押しまくって家族の心がギスギスし、家中が暗くなってしまったケースをよく見かけます。

黒いものばかりでは目がさびしく、心もかたくなになるのです。食事というのはエサではないので、目に美しく、心なごむ調和の世界が必要です。

大切なのは、親しみと安らぎ。モノや理屈ではなく、〝心〟が先なのです。

そして、これが肝心なのですが、つくる人が楽しんで料理をすると、食べる人も楽しくうれしくなります。愛情たっぷり手づくりの食卓は、体を安らがせ、心をあたたかくして、家族の絆を育んでくれるのです。また、「おいしいね」と思う心が胃の働きを促進し、消化を助けてくれます。

一人分ずつ食べられるだけの量をきれいに盛り付ければ、栄養のバランスも取れるし、芸術心も養われます。たまにはお客さま用の食器で、雰囲気を変えるのも楽しいアイデアです。

なお、よそで「ふだん食べないもの」を出されたときはどうするか。

つくってくれた人の真心に感謝して、いただけばよいのです。心はエネルギー。エネルギーは回るので、流れて残りません。

私は講演会などで地方に出かける際は、地元のお店でいただきます。玄米菜食ではありませんが、つくってくださった人のご苦労、いのちを捨ててくれた食べ物のご縁を、ありがたくいただこうと思うからです。

白米や野菜不足からくるアンバランスは、ごま塩と梅干しを持参することで、かなり中和できます。家に帰ってから、あずきをゆでて食べれば、細胞が活気づき疲れを取ることもできます。それに、どんなものでも感謝して食べると、それだけ身の栄養になるのです。

心には、〝ゆとり〟と〝ゆるみ〟も必要です。

ひとくちメモ

「ふだん食べないもの」を食べて胃腸の調子が思わしくないときには、番茶を飲みましょう。

番茶は、胃腸の働きを助け、整腸にも効果があります。ただし、そのまま熱湯をさして飲むため、必ず無農薬栽培のものを。

私が毎日飲んでいる番茶は「山の晩茶」といって、古来の製法でつくられた茶葉です。八月に初めて摘む一番茶を鉄釜で蒸し煮して炒りあげ、土用の強い太陽で干し、むしろに包んで発酵させています。ふつうの番茶以上の薬効があるので、おすすめです。

「手」はいのちといのちをつなぐ架け橋

お弁当のおかずはすべて冷凍食品、夜は電子レンジでチンした加工食品……。こんな家が、ちっとも珍しくなくなりました。「早くて便利なほうが合理的」とばかり、近ごろのおかあさんは料理に手を抜き、ラクをしたがります。包丁やまな板がないという家庭もふえていますが、何もしなくてラクチンなことは、はたして幸せなのでしょうか。

手抜きの「手」は、手当てや手づくりの手。手は心とともに働き、愛情や自然のエネルギーを入れる触媒なのです。手を抜くということは、心を抜くことです。

手抜きは、人と自然、人と食べ物、人と人のあいだにある大切なつながりをすべて切ってしまうのです。「ラクだし、経済的にも助かる」と、手抜きの安いものをあさっていると、その子どもも表面しか見えない、心ないおとなに育ちます。

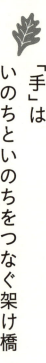

もちろん、手抜きをしている本人のいのちも枯れていきます。心が抜け、「お天道さま」のエネルギーが回らないからです。

手は、使えば使うほど自分を育て、まわりの役に立つすばらしいものです。手づくりの食卓で、つくる人も食べる人もエネルギーをもらいましょう。

ひとくちメモ

昔は、どこの親も手間ひまかけてご飯をつくっていました。子どもはそばにいて、お手伝いをしながら、つくる過程で変化していく食べ物にワクワクし、親の苦労や愛情を感じ取りながら育っていったのです。しかし、ラクを求めたことで、状況は一変しました。「おいしく食べて健康に育ってね」という親の愛情は伝わらなくなり、子どもからも「おかあさん、ありがとう」の気持ちが失われつつあります。

すると、心も荒れ、非行や暴力に走る子どもが多くなります。食べ物の「いのち」のパワーも届かなくなり、いろいろな病気も枝葉になって出てきます。

ほんとうに、食事は手を抜いてもいいものなのでしょうか。

一度考えてみませんか？

財布にも地球にもエコになる
おいしいアイデア料理

キャベツの芯や大根葉、ニンジンの皮、しいたけの石づきなどを、「かたくて調理しにくいから」と、ポイポイ捨てていませんか？

前にも述べた通り、食べることは「生き物のいのちをいただくこと」です。すべての食べ物は、私たちのために自らのいのちを投げだしてくれた生き物なのです。それを思うと、野菜の切れはしやしっぽもゴミではありません。すべて、お天道さまからのいただきもの。ミツバや小松菜、長ネギの根も、おいしく食べたいものです。

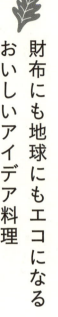

「根っこなんて、食べられるの？」と驚くかもしれませんが、根は実は、いちばん大事。葉や実を育てるのは根です。大地の恵みをたっぷりいただいている根には、分析しても出てこない、いのちを育てる成分が隠されています。

うちの料理教室では、だしをとったあとの昆布や煮干しはもちろん、芯や皮や根っこも、カボチャのわたも種も、全部使います。玉ネギの外皮でさえ、スープに入れたり、薬草茶に入れたりしてしまいます。

これは、ケチでするのではありません。食べ物のいのちに「ありがとう」の心があるから、もったいなくて捨てられないのです。

その心が、手をかけ、工夫して、おいしい料理に変身させるアイデアを生み出します。たとえば、だしをとったあとの昆布は、せん切りにして濃いめのだしで煮込んでつくだ煮に。ミキサーにかけてくず粉を混ぜ、煮てから流し箱で冷やしかためれば、昆布豆腐もつくれます。煮干しはから炒りして、ゆっくり弱火の油で揚げると、カリカリ食感のおいしいおせんべいのできあがりです。揚げてみりんとしょう油で味付けすると、つくだ煮にもなります。

根や芯や大根葉は、しいたけの石づきと一緒にみじん切りにし、かき揚げにしてみては？　カボチャのわたやピーマンの種なども、お好み焼きの具に混ぜてしまえばコクがあり、おいしく食べられます。

薬になるものも、たくさんあります。カボチャの種の仁《じん》（種の皮を取り去った中身）は、せきや利尿、高血圧、産前産後のむくみに効果的。玉ネギの皮には、胃腸をととのえ、血圧を下げる成分が含まれています。

自分の都合ではなく、いのちを育てた自然の思いやりに合わせて素材を生かしきると、料理のレパートリーがふえ、体が元気になり、財布にも地球にもエコになる。自然に寄り添うと、うれしい発見がいっぱい返ってきます。

ひとくちメモ

コンビニエンスストアなどでは、おにぎりが一個一五〇円前後で売られていますが、店によっては六、七種類もの添加物の粉を入れてご飯を炊いているそうです。何日たってもそのままで腐らない。香りも味も変わっていないのです。とても不自然です。食べ物にいのちが宿っていないということです。

一方、手づくりにすると一個はたったの六〇円ほどで、添加物なし、防腐剤なしのおいしいおにぎりができます。

自然に寄り添う「食生活」には
うれしい発見が
押し寄せます

よく噛めば「体の声」が聞こえます

「食べすぎは体に毒」というのは、いまや常識です。でも、実際に食欲をセーブするのは、とても難しいこと。目の前に大好物のケーキやおまんじゅうがあると、ついつい手が伸びてしまう人も多いでしょう。

食べたものが多すぎると、体のなかではこんな変化が起こってきます。

消化しきれない食べ物がたまり、酸化して毒素を出し、胃腸がドブのようになります。これは、健康にいいと言われる玄米などでも同じことです。

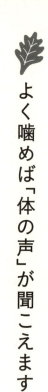

腸内の善玉菌が悪玉菌に負け、血液が汚れて免疫力も失われていきます。肝臓も神経も働きが鈍くなり、約六十兆個の細胞は元気に働けません。

疲れやすく、朝の目覚めもスッキリせず、生活習慣病の芽がどんどん大きくなっていく、というわけです。

食べすぎを防ぐのには、よく噛むことがいちばんです。

噛むと、こめかみの筋肉の動きで脳が活性化され、「腹八分目はここだよ」と体が教えてくれます。脳天にあるツボ、百会も刺激されるので、自律神経の働きがよくなり、感覚も育ちます。

判断力、決断力などがつき、人生を開くカギにもなるのです。

噛む効用は、これだけではありません。唾液のなかには、消化を助ける酵素、活性酸素を抑える酵素、細胞を活気づけるホルモンなどがあり、よく噛むほど美容や若返りに効果があり、むし歯や認知症も防いでくれるのです。

疲れたとき、小食にしてよく噛んで食べると、シャキッとして体の動きがよくなるのがわかります。深く眠れるため、睡眠時間も少なくてすみます。

胃腸の具合が悪く神経症気味だった青年が、

「おやつも夜食もやめてよく噛むことを実行したら、頭がスッキリして集中力が増し、

「目標の大学に入れました」

とうれしそうに話してくれました。

ひと口、最低でも三〇回は噛みましょう。体調が思わしくない人は食事の量を減らし、噛む回数はふやしてください。これで胃腸はラクになり、血液が浄化され、慢性症状も好転します。

ひとくちメモ

よく「食事の適量」を気にして質問する人がいますが、人間は機械ではありませんので個人差があります。また、悲しいときは食欲もなくなりますし、肉体労働のあとにはたくさん食べる必要があります。

だから、一定量にこだわる必要はありません。自分の腹具合と相談して、「もう少し食べたい」と思う程度でやめるのがいちばんなのです。

朝昼晩、〝地球〟にも〝あなたの体〟にもリズムがある

朝ご飯をキチンと食べるのが、健康のバロメーターのように言われています。

育ち盛りの子どもにとっては、健康面でも教育面でもその通りですが、「ボリュームたっぷりの朝ご飯は活力のもと」「朝食は食べたほうが体にいい」と決めつけないほうがいいかもしれません。

体は、太陽のまわりを自転公転する地球と一緒に回っています。

日が昇ったばかりなら、体も目覚めたばかり。朝昼晩のリズムに合わせた、より自然な食べ方があるはずです。

気温の低い朝の体は、まだ、静かな陰の状態です。胃腸も本格的には動き出していません。

食べるなら、ご飯におひたし、みそ汁、梅干しなどのさっぱりしたものをおすすめします。肉や揚げ物などのこってりしたものは、胃腸が十分に働いていないので消化しきれず、胃もたれの原因にもなります。

私は、朝は食べないほうが調子がいいので、梅干しと「山の晩茶」だけをいただきます。朝ご飯を食べる食べないは、人から聞いた知識で判断するのではなく、自分で試してみて、体の声を聞いて決めてください。

日が高くなる日中になると陽の時間帯になり、体も活気が出てきます。胃腸がよく働き、消化力も高くなるので、昼食はいちばん大事な食事になってきます。

お昼をコンビニのおにぎりなどで手軽にすませる人がいますが、これは考えものです。食べたものが全部エネルギーになる昼食には、やはり栄養のバランスを考え、体に必要なものをしっかり食べてほしいと思います。心のこもるお弁当は、心も体もいやします。

そして日が沈む夜は、大地も体も休むとき。夕食にボリュームのあるものを食べたり夜食の習慣があると、胃腸も休めません。肝臓も腎臓もくたびれてしまいます。
朝起きたとき、顔や手足がむくんでいたり全身の倦怠《けんたい》感が取れないのは、前日の夜に食べた量が多すぎるということです。消化のいい軽いメニューにして、腹七分目程度にしましょう。

人も地球も太陽の影響を受け、動かされています。それに素直に合わせるだけで、自然な食べ方も見えてくるのです。

ひとくちメモ

体調のよかった日、悪かった日、よいお通じのあった日などいろいろですが、どんなものを食べたのか、どのように過ごしたのかは、見事に体にははね返ってきます。
自分の体の声に注意深く耳を傾け、自分の体の調子がいちばんよくなる食べ方を考えてみましょう。

COLUMUN

台所は世界を映す鏡

「食べ物のいのち」を意識した食生活を心がけていると、何が自然で何が不自然か、理屈でなくピンとくるようになります。体で覚えた感覚や知恵が、にせものやおかしな仕組みを瞬時に見抜くのです。

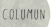

身近な食べ物でいえば、数日たってもカビが生えない、やわらかいままのおまんじゅうには、保存料や軟化剤が入っている不自然さを感じるはずです。つやつやして張りがあるたくあんや梅干しなら、ぬかや塩に漬け込んだり干したりしていない、調味液に漬けただけのまがいものとわかるでしょう。あまりにも安すぎる輸入食品なども、途中で誰かを搾取《さくしゅ》したり、粗悪な材料が使われているなど、何かが隠されている証拠です。

こんなことは、ほんの一例。手を使って衣食住をまかなう体験を積み重ねていれば、モノのほんとうの姿や正当な価値はもとより、裏にどういう事実が潜んでいるのかということにも勘が働くようになります。

とくに、いま世界で起こっている諸問題と台所には、深い関係があります。大地を疲弊させているのは、効率よく作物を収穫するための化学肥料や農薬や除草剤です。

川や海を汚染しているのは、便利で手軽な合成洗剤や食品添加物入りの食べ残しの混じった家庭排水です。

加工食品の氾濫《はんらん》も、環境破壊も、人間をはじめ牛や豚、鳥の疫病も、すべて「安くて便利でかんたん、そしてきれい」という効率だけを追いかけ、自然を不自然にねじまげてしまった人間のせいなのです。いのちの尊さが見えなくなっているのが、いちばんの問題でしょう。

見えないいのちを感じる手だてとしては、野菜を育ててみるといいです。プランターでかんたんに育つので、都会暮らしの人にもできます。

私の孫たちも、プランターでトマトやナスやキュウリの世話をしています。

小さいときは、トマトの芽が出て花が咲いて、小さな赤い実がなるという、いのちの神秘に目を見張っていました。

「今日も大きくなった！」と感動してトマトをなでまわしていましたが、トマトは弱いので、さわりすぎると実が落ちる。そんなことも体験で知り、いのちへの接し方も覚えていったようです。

いのちが見えてくれば、その人の心が〝自然〟になります。すると、健全ないのちが宿る食べ物を選ぶ、素材から手づくりする、食べ物をむだにしない、水を汚さない工夫をするなど、台所のありようが変わってくるはずです。

自然環境や社会のバランスを取り戻すには、家事の知恵が不可欠。台所は、自分も地球も健康にする肝心かなめの場なのです。

3章

「手当て法」で、いまの不調がみるみる消えていく！

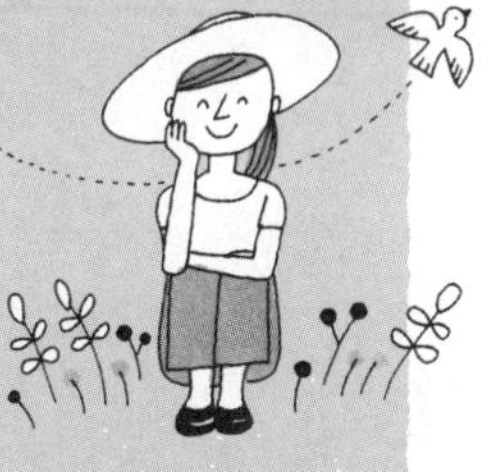

台所・食卓・庭先……私たちの身のまわりは「いのち」であふれています！

――「梅干しの黒焼き」のすごい効果

頭痛がする、包丁で指を切った……。そんなとき、どう対処していますか？

ほんの数十年前までは、ちょっとしたことなら薬に頼らず、台所にある食べ物や庭先の野草などをうまく利用して手当てをするのがあたりまえでした。


そのなかで、出番が多いのは、「梅干し」でしょう。

頭痛ならこめかみに、やけどや切り傷には患部に、種を取った果肉をペタンと貼る。下痢のときには、果肉にショウガのしぼり汁をたらし、熱い番茶を注いで飲む。

これでだいたい、治ってしまったものです。


黒焼きにしたもの（124頁参照）を内服すると、細胞が活気づくため、疲労回復、風邪、下痢、冷え性にたいへん効果があります。

また、脳の老化を防ぐので、認知症の予防にもおすすめです。

歯茎にぬれば歯痛をやわらげ、歯槽膿漏《しそうのうろう》を改善します。89頁でご紹介した梅肉《ばいにく》エキスには強力な殺菌力があり、チフス菌やコレラ菌にも対抗すると言われるほどです。

まさに梅干しは、台所の万能薬的な存在。日本が誇る保健食品です。

ひとくちメモ

梅干しの黒焼きのつくり方

1 土鍋に梅干しをすき間なく一段に並べる。

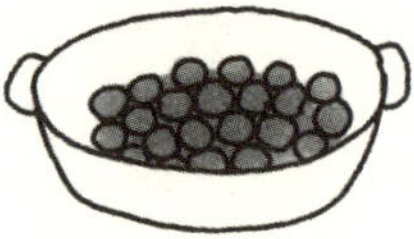

2 鍋ぶたの穴と、鍋とふたのすき間に小麦粉を練ったものを貼り詰めて密封し、4～5時間トロ火にかける。

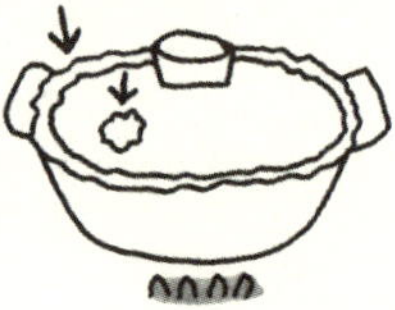

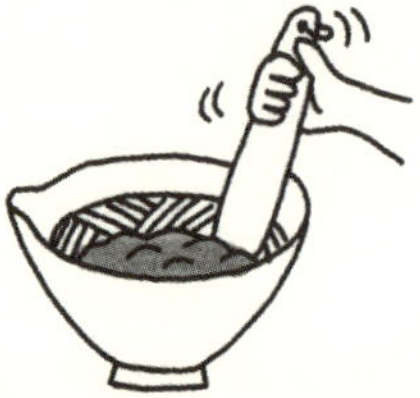

3 種を取り除き、すり鉢で粉にする。

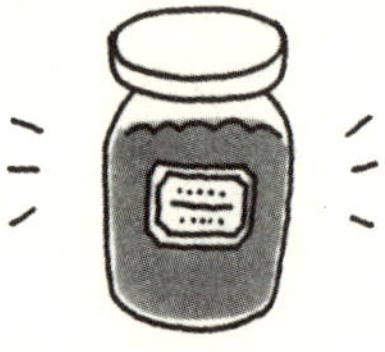

4 陶器かガラスの容器に入れて保存。

じんわり体にしみ込む「こんにゃく湿布」で熱・痛みが退散

胃腸の調子が悪い人も、風邪をひいて熱があるときも、慢性病にも結核にも、とにかく弱った体への最高の手当てが、こんにゃく一つでできます。誰もがすぐに実行でき、目に見えて効果がある、おだやかで心地よいボディケア法です。

たっぷりのお湯でゆでたこんにゃくをタオルで包み、それを128頁の③のイラストのように、肝臓のある右脇腹と丹田（下腹）に当て、三〇分ほどあたためます。

そのあと冷たいタオルで約一分、冷やします。同時に、冷たいこんにゃくかタオルを脾《ひ》臓《ぞう》に一〇分当てます。

ゆでたこんにゃくは一時間くらいあたたかいので、くるんだタオルを一、二枚はがし、同じものを今度は腎臓に当てます。こちらも三〇分ほどあたため、同様に一分冷やして終わりです。

このこんにゃく湿布がよく効くのは、こんにゃくが熱をしっかり抱き込み、その熱が臓器のなかまで浸透して弱った細胞を活気づけてくれるからです。

また、こんにゃくにはゴミや異物などを吸着する性質があるので、体の毒素を吸い取る力にもすぐれています。

実際、ガンの手当てに使ったこんにゃくは、翌日にはとろけたようになり、肉が腐ったような異臭を放つほど。非常に強い毒出し効果をもっているのです。

体の浄化槽である肝臓と腎臓をあたため、リンパ液の循環や胆汁の働きを助ける脾臓を冷やすことで、体内にたまった毒素や老廃物が流れ、新陳代謝が活発になり、全身が生き生きよみがえってきます。

「こんにゃくごときにそんな力があるなんて」とバカにせず、信じて実行してみましょう。

私もよく、お世話になっていますし、まわりでもたくさんの人が元気になっています。ガンなどの腫瘍が小さくなったり消えた人もいます。

こんにゃくを当て、ポカポカ気持ちのよいあたたかさを楽しんでいるだけで、あとは内臓が全力で働き、全身の掃除をしてくれます。これが自然の親切、自然療法のすばらしいところです。

ひとくちメモ

こんにゃく湿布を子どもにする場合は一〇～一五分、乳幼児は七分くらいあたためましょう。

手当てのタイミングは空腹時がよく、食後の場合は少なくとも一時間はあけるようにしてください。

こんにゃく湿布のつくり方

1 たっぷりの水にこんにゃくを2つ入れ、
沸騰してから10分ゆでる。

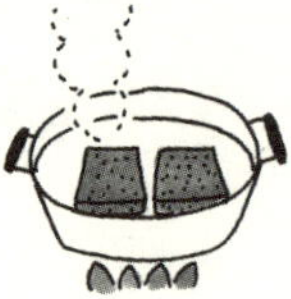

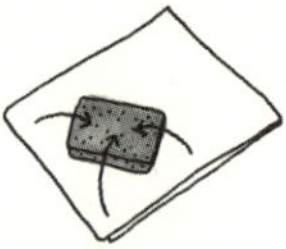

2 こんにゃくを1つずつ、二つ折にした
フェイスタオルに対して斜めに置く。
タオルの手前・右・左を折り、
向こう側に転がしてクルリと包む。
タオルは3枚くらいで包まないと熱い。

3 肝臓のある右脇腹と丹田(下腹)に当て、
バスタオルなどで動かないようにする。
気持ちがいいと感じる温度に
加減して30分あたためる。
そのあと、同じ場所を
冷たいタオルで約1分冷やす。

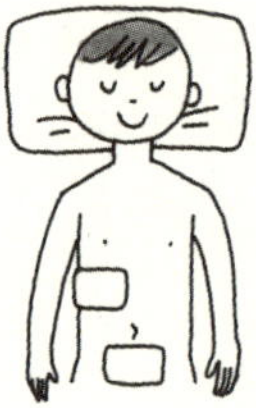

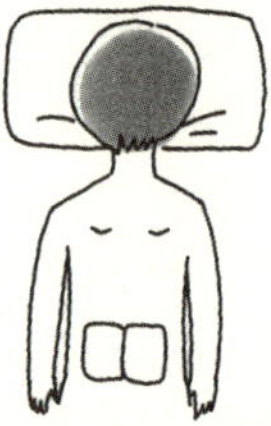

4 今度はうつぶせになって腎臓に当てる。
くるんだこんにゃくも冷めてくるので、
タオルを1枚取って、程よい温度にする。
こちらも30分ほどあたため、同様に1分冷やす。

5 最後に、半分の大きさの
冷たいこんにゃくかタオルを
脾臓に10分当てる。
こんにゃくは、小さくなるまで
くり返し使える(保存は、水を張った
容器に入れ、冷蔵庫へ)。

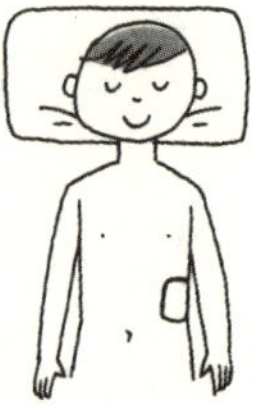

ビワの不思議な力で、医者いらずに

こんにゃく湿布と合わせて、日々の手当てに役立ててほしいのが、ビワの民間療法です。

その昔、お釈迦《しゃか》さまがビワの葉をあぶって患部に当てる治療法を教えたことから、仏教とともに日本に伝わってきたといいます。ビワには、痛みや熱、炎症、腫れなどを取り、けがなどでダメージを受けた細胞をみごとに再生させてくれる不思議な力があるのです。

私も五十代で結核が再発したとき、ビワ葉の温灸でいのちびろいをしました。次男が大やけどをした際も、「夜も眠れなかったほどの激痛が、ビワ葉を患部に当てて一時間ほどで、ウソのように取れた」と驚いていました。

とくにビワ葉温灸は、「結核菌が消えた」「長年の神経痛がよくなった」「内臓疾患が改善した」という例も多く、ガンなどの病気や慢性病に大きな効果があります。

これは、ビワの葉にあるアミグダリン（ビタミンB_{17}）という成分がもぐさの熱で分解され、細胞の奥底にまで深くしみ渡り、浄化してくれるから。

ガン細胞も健康な細胞に変えてしまうほどの強力なパワーがあり、モルヒネでも止められない末期ガンの痛みもやわらげてくれます。

ただし、この温灸にもっとも適したもぐさは一般には売られていません。入用の場合は「あなたと健康社」にお問い合わせください。

また、ビワの葉や種を焼酎に漬けておくと、すばらしいエキスがつくれます。漬けてから三カ月ほどたつと、色が茶色くなってきます。これを、やけどや傷、痛む歯などにぬるのです。アトピー性皮ふ炎や湿しん、水虫などのかゆみも止めます。

二、三倍に薄めて湿布すれば、腰痛や肩こり、ねんざなどにも効果抜群です。爪をはいでしまったときにも、この湿布をしておけば、痛みもなく治ります。

庭のある家庭なら、ビワの木を植えることを、ぜひおすすめします。

ひとくちメモ

手軽にビワ葉療法をするには、先に述べたこんにゃく湿布と併用するとよいでしょう。

ビワの生葉のツルツルしたほう（表側）を患部の肌に直接当て、その上からこんにゃく湿布をするだけです。

これで細胞が活気づき、血液が浄化され、痛みもやわらぎ、疲労を吹きとばしてくれます。

ひとくちメモ

ビワ葉温灸のやり方

1 ロウソクの炎の真横から回しながら、
3〜4本の棒もぐさに
同時に火をつける。
生のビワ葉は、サッと洗い、
汚れをとっておく。

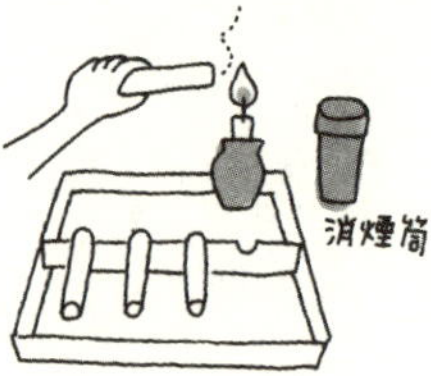

2 ビワ葉のつるつるの面(表)を下にして、
その上に8枚折りにした布、
8枚折りにした紙を重ねた上に、
棒もぐさの火のついた
部分を押し当てて、
ビワ葉全体で包むようにする。

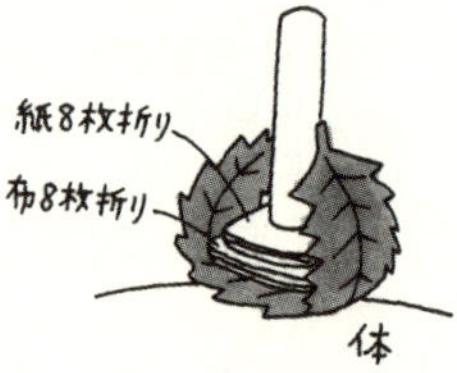

3 セットしたものを肌に直接当て、
適当に圧を加えながら
お腹、肝臓、腎臓と
症状のある部位(患部)を温灸する。
熱くなったらすぐ離し、次の箇所へ。
棒もぐさを取り替えながら、
温灸をやり終えたら、火のついた
もぐさは消炎筒へ入れる。
慣れてきたら、圧をかけるのに、
壁面、柱などに寄りかかるようにして、
棒もぐさを直角に当て、温灸するとよい。

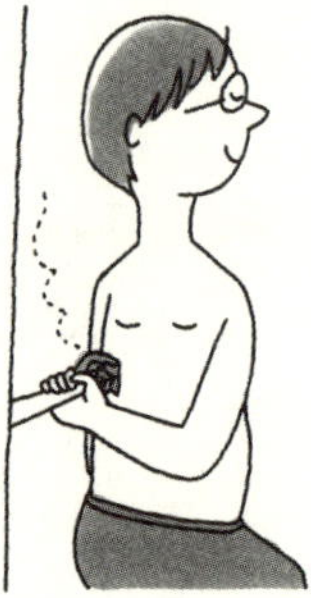

脳卒中の改善・脳梗塞の予防にもなる豆腐パスター

豆腐パスター（湿布）は、血行をうながし、熱や酸化物質、ガス体などを吸い取り、体外に排出する作用を高めます。

風邪の熱には額に、肺炎のときは胸と後頭部と前頭部に、脳卒中などのときは後頭部に湿布してください。体に悪いものがたまっているときほど豆腐はくさくなり、ときには白い豆腐が茶色く変色するほど、毒素を吸い出してくれます。

くさくなったり、色が変わってきたらすぐに取り替えてください。脳卒中が後遺症もなく治った、という人が何人もいるほど、豆腐の助けてくれる力は強いのです。

救急車を呼び、入院する場合には、豆腐パスターはできません。しかし、救急車が来るまでや、病院に運ばれる途中にしてあげると、大難を逃れて小難ですむことが多いようです。

また、転んで頭を打ってから頭痛で苦しみ、入院しても治らなかった方が、退院してから玄米食と豆腐パスターを併用したところ、完治した。手がしびれたり、頭が重いなどの脳梗塞のきざしがあった方が、豆腐パスターを継続したところ症状が改善した例もあります。

八十歳まで元気に自転車に乗って駅のトイレ掃除に通い、駅員さんに感謝され、地域の人たちに喜ばれ、自分も楽しくなったという方もいらっしゃいます。八十八歳になる今も自転車はやめたものの活動されています。

突っ張らずに楽しんで実行すると、細胞も喜んで元気に活動してくれるのです。

ひとくち
メモ

同じ「冷やす」でも、氷水のように急激に冷やすと、細胞を縮めてしまい、体内の毒素を閉じ込めてしまうことになります。すると治りが遅くなるほか、予後も気持ちよくないということになりますので、断然豆腐パスターがいいでしょう。

豆腐パスターのつくり方

1 木綿豆腐を水切りしてすりつぶす。

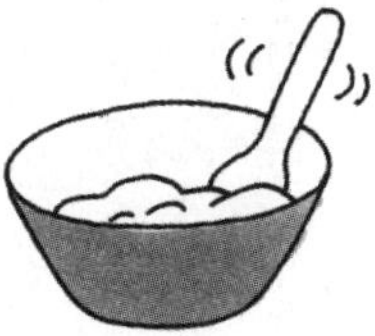

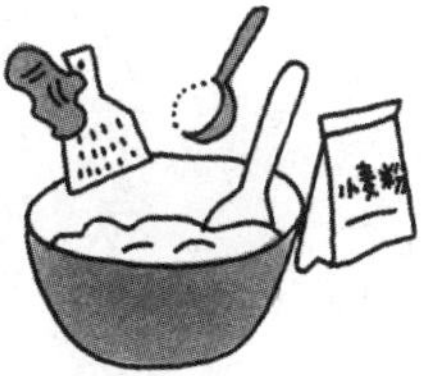

2 豆腐と同量くらいの小麦粉を入れ、
豆腐から水がたれないようにする。
豆腐の1割量の
おろしショウガを混ぜる。

3 さらしなどの木綿の布か和紙に
1センチくらいの厚さに伸ばし、
とびださないように包む。

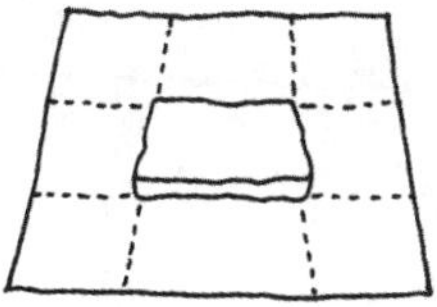

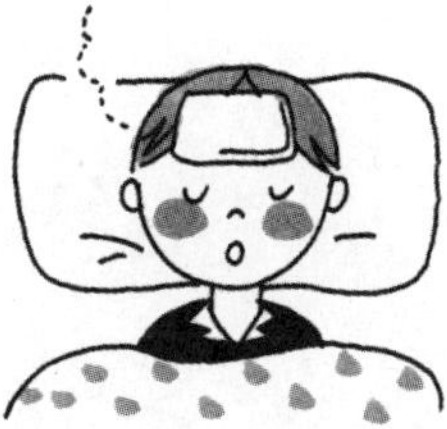

4 腫れたり、熱をもっている
部分に湿布し、
くさくなったら取り替える。
高熱のときはひたいに貼り、
体温が37度台になったらやめる。

野菜の力を借りて……薬に頼らない応急手当て法

身近な野菜にも、手当てに使えるものはたくさんありますが、ここではとくに強い効果があるものをご紹介します。

里芋

里芋は熱をともなう痛みや、ねんざ、のどの痛み、乳腺炎、肋膜炎、リウマチ熱、ガンなどの特効薬です。また、腫れもののいっさい、内臓の痛み、神経痛、痔、やけど、そのほかすべての炎症に効く万能薬でもあります。

里芋でかゆくなってしまう人は、ジャガ芋で代用してもよいでしょう。

里芋パスターのつくり方

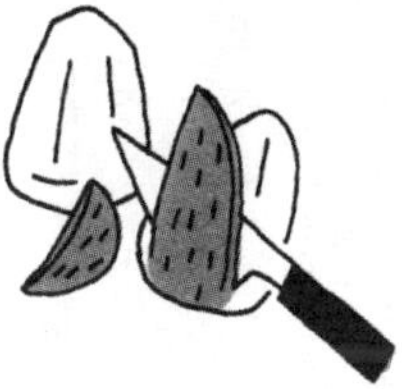

1 里芋の皮を厚くむく。むき方が薄いとかゆくなるので注意
(里芋でかゆくなってしまう人はジャガ芋で代用してもよい)。

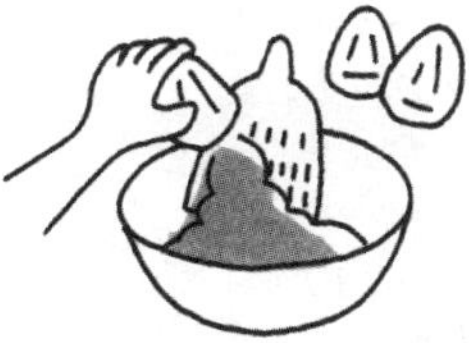

2 里芋をすりおろす。

3 すりおろした芋と同量の小麦粉、芋の1割量のおろしショウガを混ぜ、練り合わせる。

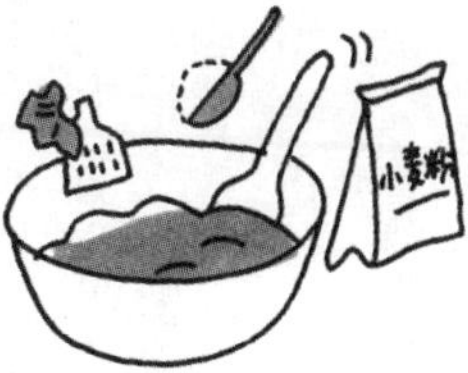

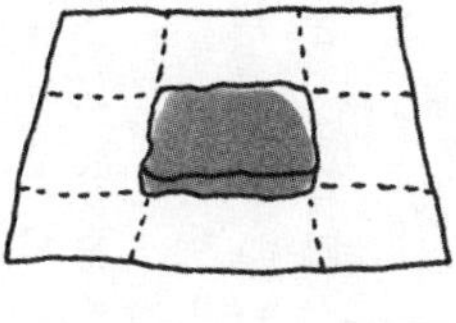

4 さらしなどの木綿の布に厚さ1センチくらいに伸ばして包む。患部に貼り、4〜5時間して乾ききらないうちに取る。

ゴボウ

炎症を取り、体にたまった毒素を排出する効果の高いゴボウは、腹痛や胃や腸の疲れ・痛みを取る助けとなります。

たとえば盲腸の場合、生ゴボウを皮つきのまますりおろして、そのしぼり汁を盃《さかずき》一杯ずつ三〇分または一時間おきに飲み、痛みのある部分を冷やします。すると、盲腸の炎症が止まり、手術が必要といわれた患者の症状がおさまった例もあります。

そのほか、三〇グラム程度のゴボウのしぼり汁に自然醸造のみそ、おろしショウガを少々加え、熱湯を注いだものを毎日飲むと腸内細菌の働きが活発になり、治りにくい風邪や便秘も、治ってしまいます。ただし、とくに便秘を治したい場合、腸の働きが活発になって痛みをともなうこともありますので、注意が必要です。

ニンニク

ニンニクを外用にすると、筋肉麻痺、中風《ちゅうぶう》、鼻血、顔面麻痺などに効果があります。

生ニンニクをすりこぎでよくつぶし、ドロドロにします。おろし金でおろしてもよいでしょう。これをガーゼに伸ばして包み、患部に貼ります。鼻血の場合には足の裏に、右顔面麻痺のときは左顔面に湿布してください。

ニンニクは皮ふを刺激しますから、長いあいだ当てておくとやけどのように皮ふがただれます。ヒリヒリしたらすぐに取ってください。

そのほか、ニンニクを薄皮のまま黒くなるまで焼くと、栗のようなおいしさになります。これを二〜三個食べるだけで、胃腸病や慢性病に効果があります。

キャベツ

キャベツはシュウ酸などのアクになる成分が少なく、適度な糖分と辛みのある野菜です。

キャベツはビタミンA、B_1、B_2、C、K、U、E、カルシウム、鉄など、多くの有効成分を含み、不足しがちなアミノ酸のリジンも多いので、常食を心がけてください。

とくに、キャベツのカルシウムは吸収されやすいため、お年寄りの骨折を防ぎ、高血圧の人にみられる興奮しやすい症状を抑えます。

また、キャベツにたくさん含まれるビタミンUは、胃や十二指腸の粘膜のただれを治し、細胞を強化します。「キャベツが胃潰瘍《いかいよう》に効く」と言われるのはこのため。予防効果も期待できます。ただし、ビタミンUは熱に弱いので、生で食べる工夫をしましょう。

そのほか、老廃物の分解促進や血液浄化、腸内の異常発酵の予防や肝臓の働きの強化、造血の補助など、キャベツは肉食時の中和作用になくてはならない食材です。

■シソ

緑色の青ジソは、シソ酒や料理に、紫色の赤ジソは梅干しにと、わが家の食卓でもずいぶんお世話になっています。

シソのさわやかな香りには防腐性があるうえに、食欲もそそるので夏場の食欲のないときなどには重宝します。葉も花も料理のつけ合わせで、肉や魚の毒消しにも役立ちます。シソの実は塩漬けにして保存すると、一年中利用でき、箸休めやお弁当にも重宝するすぐれものです。

シソのビタミンAは、カロテンの形で、野菜のなかでは最高に多く含まれています。また、ビタミンB_1、B_2、C、カルシウム、鉄、リンと、ビタミンもミネラルも王様級です。

そのため、吹き出物、抜け毛、枝毛、フケの改善といった皮ふに対する効果、脂肪の消化を助け、生活習慣病を予防する効果、血行をさかんにして頭や胃腸の働きをよくする効果、呼吸器の働きを助け、気管支炎やぜんそくなどを鎮める効果、骨粗鬆《こつそしょう》症《しょう》の予防など、幅広い薬効をもっています。

「梅干しのシソが余って困る」という人もいますが、刻んでご飯に混ぜ、おにぎりにしたり、旅行中の野菜不足を補うための携帯食などとして使えば便利です。

ひとくちメモ

のどの痛みをとるネギ、冷え性を治す大根干葉、便秘に効く大根葉のみじん切りの炒め煮など、野菜の薬効はあげればきりがありません。

かたよりなくさまざまなものを食べること、切れはしだからと粗末にするのではなく、野菜のまるごとの「いのち」に感謝の気持ちを忘れないことが、野菜の力を借りる際の最大のポイントです。

食べ物にも
あなたの体にも
「春夏秋冬」がある

ドクダミが教えてくれる、自然の思いやり

昔から万病の薬として一般に広く伝えられている野草に、「ドクダミ」があります。とくに腫れものの吸い出しには効果が高く、生葉を火にあぶって、もんで患部に貼ったり、もんだ汁を患部につけるだけで、膿《うみ》を吸い出し、腫れもひきます。化膿して腫れても、針でつついて膿を出してからドクダミを貼っておくと、腫れものの根も取れ、気持ちよく治ります。

慢性病の毒下しとしても、「ドクダミ」の名のごとく毒を出すということで大切にされてきました。

妊娠中にお茶がわりに飲むと、肌がきれいで丈夫な赤ちゃんが生まれると、昔はドクダミの効用を肌で感じ、利用してきたのです。

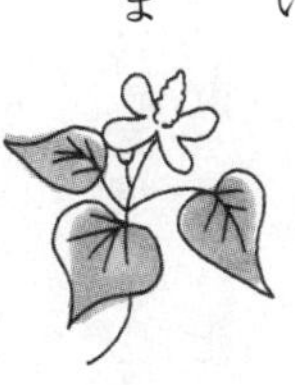

また、かつては赤痢（疫痢《えきり》）といった伝染病は、子どものいのちをあっという間に奪うおそろしい病でした。

　無医村で小学校の教師をしていた蘇武太《そぶふとし》先生にうかがった話ですが、赤痢が村で蔓《まん》延《えん》し、次々に亡くなる人が出たなかで、先生ご自身も赤痢に感染し、下痢が続き、死ぬかと思ったそうです。

　そんなとき、「ドクダミとゲンノショウコを濃く煎じて飲むといい」という民間療法を思い出し、湯飲み茶碗一杯の煎じ汁を飲んだところ、治っていのちびろいした。そこで村の住民にも伝えたところ、それからは一人の死者も出なかったそうです。

　そんなことから、定年退職後に幼稚園の園長をしていたときも、いつもドクダミとゲンノショウコをたくさん干しておき、園児が熱を出したりお腹をこわしたときに煎じてお茶にして飲ませ、やけどやけがをしたときには煎じ汁や生葉で湿布をするだけで間に合わせていたとか。

　ドクダミは、においの強い草ですが、生のままミキサーでドロドロにして、水で薄めてコップ半量を飲むことができれば、便秘や高血圧、糖尿病が解消します。これらの病気のもとは、出すべきものを出していないということですから、ドクダミの毒下し効果を直接利用するのです。

ただし、これは冷え性の人や貧血の人には向きません。

ひとくちメモ

ドクダミと一緒に服用すると、下痢、便秘だけでなく伝染病にも効果のあるゲンノショウコ。近ごろは根こそぎ取ってしまう人が多くなって、たくさんは見られなくなりました。昔は土用の丑の日に取るのがよいと、一年分まとめて取って乾燥させて、保存していましたが、現在ではそれも難しくなっています。野草の力を借りるときには根を残す思いやりも大切なマナーです。

六月〜九月の生命力旺盛《おうせい》な時期に取って、天日で乾燥させましょう。

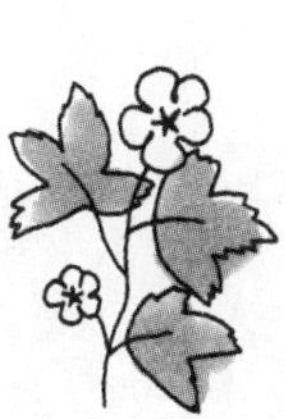

野草の手当てで、血液の浄化を

野草はとくに強い生命力をそなえています。ドクダミ以外の、家のまわりに生えている野草にも、助けてもらいましょう。

■ハコベ

ハコベは栄養価が高く、タンパク質、カルシウム、鉄などのミネラルが豊富に含まれています。

サポニン、葉緑素、酵素などとともに、未知の成分も多く、大きな薬効をもつ野草です。胃腸の不調や歯槽膿漏の薬になるほか、浄血作用もあるため、漢方では産前産後の浄血や、母乳の出をよくするために服用します。

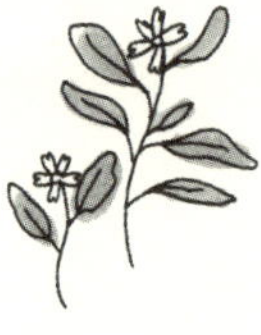

まずはハコベからエキスを取り出しましょう。

ハコベを洗って水をきり、ミキサーにハコベと少量の水を入れて青汁をつくります。かたい茎《くき》はしぼって捨て、青汁を土鍋でゆっくりと煮詰めます。

煮汁が真っ黒になったら、こして再度火にかけ、沸騰させないようにトロ火で、気長に水分が蒸発するのを待ちましょう。ドロリとしてきたら完成ですので、冷蔵庫で保管してください。

これを日に干し、水分を抜いてから粉にすると、何年でも保存できます。

とくに歯槽膿漏や歯痛の場合は、患部にぬっておくと、一週間くらいでびっくりするくらいの効果が出ます。

スギナ

ガンや糖尿病、腎臓炎、結石、カリエス、肝臓病、胆のう炎、リウマチ、神経痛などに驚くべき効果の野草にスギナがあります。

ふえすぎて困るツクシの親ですが、この繁殖力が、弱った体にエ

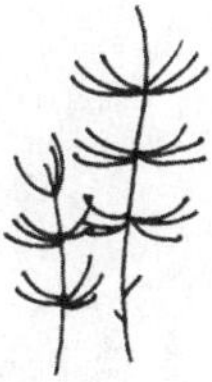

ネルギーを与えてくれるのです。

スギナの効力はすばらしく、四、五分煮立てて煎じたものを飲むと、リウマチや神経痛、関節炎、肺結核をはじめ慢性気管支炎、肺治療に効くほか、利尿作用もあります。

また、煎じた汁でかゆい吹き出物やかさぶたを洗ったり湿布しても効果があります。濃く煎じた汁であればひょうそやカリエス、ただれた傷、ガン性腫瘍にもよい。この濃い煎じ液には止血剤としての作用もあるため、子宮や痔の出血も止めてくれます。

生でも乾燥したスギナでも、蒸して痛むところに当てて湿布すると痛みが止まります。また、結石、胆石の痛みもこれで見事に治ります。

カキドオシ

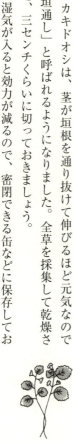

カキドオシは、茎が垣根を通り抜けて伸びるほど元気なので「垣通し」と呼ばれるようになりました。全草を採集して乾燥させ、三センチくらいに切っておきましょう。
湿気が入ると効力が減るので、密閉できる缶などに保存してお

くと安全です。

胆石、腎臓結石、膀胱《ぼうこう》結石、糖尿病、神経痛、気管支炎、肺炎、風邪の人に効果があり、とくに血糖降下作用が強いことが科学的にも認められています。

胆石などの結石に悩む人は、カキドオシ五グラムとスギナ一〇グラムを煎じて熱いうちに飲むとよく効きます。

痛みが取れるほか、連用していると結石も取れ、再発しません。

それ以外の症状の場合には、カキドオシを煎じて、お茶がわりに毎日飲むといいでしょう。ガンコな病でも、長期間服用しているとよくなってきます。

その他

タンポポの根はリウマチや乳腺炎に、ヨモギは腹痛や発熱に効くなど、野草は野菜以上に強じんなパワーを秘めています。これ

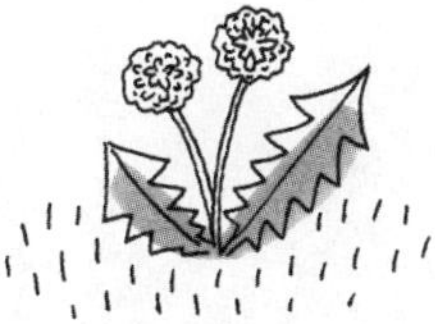

らの野草を野山で摘み、すり鉢ですりつぶして取った汁を盃一杯飲むとよいでしょう。

動物性タンパク質の、肉や脂っこいものなどが好きな人は、一日半カップくらい飲むと、新陳代謝を助けてくれます。

ひとくちメモ

私のところで年に数回開催している健康学園で、子どもが突然、高熱を出して倒れたことがありました。

おかあさんは救急車をと叫びましたが、ユキノシタの青汁を飲ませ、ツワブキを額に貼ったら、熱はみごとに下がりました。

血液を浄化し、悪いものを流してくれるのが野草の力なのです。

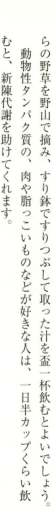

砂に抱かれて、心身のクリアランス

みなさんは、砂に抱かれる心地よさをご存じですか？　砂のなかから首だけ出して、ただ入っているだけで猛烈な毒素が出るのが砂療法です。

糞尿《ふんにょう》や生ゴミも、土に埋めておけば微生物の力が働いて、きれいにしてくれる。フグの毒にあたった人を、穴を掘り、土にもぐらせておいたら助かったという話も聞いたことがあります。五十歳のとき、「土はかたくて大変だけれど、砂ならかんたん」と思いつき、夏に海岸の砂を掘り、試してみることにしました。

砂から出たあとの、体の軽いことといったら！　スポーツをしたあとのように、気分も爽快でした。砂でどんどん元気になっていくのがわかったので、以来、ほかの人にもすすめて一緒に砂浴を楽しんでいます。腰痛がとれた人、リウマチが改善した人、子宮ガンや子宮筋腫をもっている人のなかには、そのあと悪いものがドッと出て、何ともなくなってしまったケースもありました。毛穴を通して体内にたまった悪いものが排泄され、細胞が生き生き働きだし、自然治癒力が活性化されます。

ガンや糖尿病をもっている人が入ったあとの砂は、くさいにおいがしたりハエが喜んでたかります。腰痛と肩こりがひどかった私の姉の場合は、砂浴をした日の夜、寝返りをうつだけでプーンとにおいが漂い、隣で寝ていた私はくさくてたまりませんでした。そして翌朝、「どこも痛くない！」と喜んで起きた姉のシーツには、足の裏のウオノメがポロリと落ちていました。

砂はすべてをやさしく包み込み、ため込んだよけいなもの、毒素や疲れを抜き取ってくれるのです。砂浴ができないときは、小さい砂袋をつくって具合の悪いところに当てておくだけでもラクになります。

ただし、日ごろから食事を正し、手当てをして体の調子をととのえる努力なしでは砂の力は助けてくれません。病気を治すのではなく、砂を通して自然の力を学ぶのです。

ひとくちメモ

●砂浴《すなよく》の方法

入る時間は体調に合わせて、体力のある人なら、朝八時ごろから夕方四時ごろまで八時間くらい入るとスカッとします。夏になったら、ぜひ試してみてください。何よりの健康法です。

まず、ビーチパラソルやテントのような、日よけを用意します。暑いと砂が焼けてきますし、顔も日に焼けて火ぶくれが出たり日射病になったりします。帽子なども用意して、二重に日よけをするとよいでしょう。

服装は、なるべく砂と肌が触れる面積が広いように、木綿の水着やふんどしをおすすめします。

入り方は、自分の体の厚みより少し深く掘り、頭のほうを高くして、お尻の当たるところをやや深く掘って足を少し曲げて開き、手は脇に曲げてゆったりと置いて、砂をかけるとラクです。姿勢がつらくなったり、かゆくなってきたり、苦しくなってきた場合にはむりをせず、気持ちよく眠れるくらいで続けるようにしましょう。

快感!!
砂浴で悪いものが
ドッと出てくる！

4章

家族の絆を、深くあたたかく結ぶために

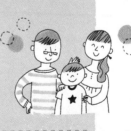

星の数ほどの先祖がいて、あなたが在《あ》る

自分がいま、ここにいる〝背景〟を想像してみたことはありますか？

人は誰でも、両親から生まれてきます。おとうさんとおかあさんがいて、あなたが存在するのです。

両親にもそれぞれの両親、あなたのおじいさんとおばあさんにあたる人が二人ずついて、そのおじいさんとおばあさんにもまた、それぞれの両親がいる……。

先祖をたどっていくと、十代さかのぼった時点で一〇二四人、これが二十代では一〇四万八五七六人になり、七百年ほど前に相当する二十五代までさかのぼると、なんと三三五五万四四三二人！

すべて合わせると、一人の人間の後ろには、星の数ほども先祖がいることになりま

す。そして、「幸せになれ。元気になれよ」と祈ってくれているのです。

私たちのいのちのなかには、大変な数の先祖のいのちが生き続けている。先祖たちが努力し、いのちの根を育て、代々つなげてくださった先に、いまの自分が生かされているのです。

ですからわが家では、朝夕のおまいりを欠かしたことがありません。

朝と夜の七時に仏壇の前に正座し、三代前の先祖まで名前を呼びかけながら、「おはようございます。元気に目覚めさせていただき、ありがとうございました。今日も、人として恥ずかしくない生き方をさせていただきます」。

夜も、「こんばんは。一日、無事に過ごさせていただき、ありがとうございました」と、必ずあいさつをするのです。

昔は、どこの家庭でもそうでした。何でも先祖が先。感謝の気持ちをこめて炊きたてのご飯をお供えし、お線香をあげて、手を合わせたのです。

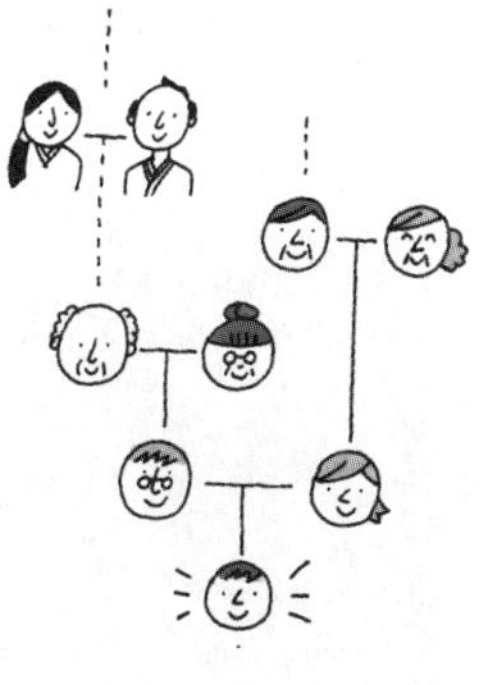

もっといえば、生みの親の先祖たちのさらに上には、お天道様がいます。お天道様は太陽ではなく、いのちのもとのことです。太陽を照らし、雨を降らせ、土を養い、食べ物を育てる自然の力です。だから、いのちは天からのいただきもの。かけがえのないいのちを、ないがしろにしてはいけないのです。

お天道さまや先祖がいて、両親がいて、自分がここにいる。すばらしい奇跡に感謝し、いのちを大切に生き、次の世代につなげていきましょう。

ひとくちメモ

あなたは、先祖の名前をどれくらいまで知っていますか。二代前（祖父母）までは知っていても、その親（曾祖父母）以上になると、知らない人も多いのではないでしょうか。名前を知らなければ感謝のしようもありません。

一度、家系図をつくってみることをおすすめします。自分のルーツをたどるのは、興味深いことですよ。

結婚は「人生鍛錬」の場
自分を鍛えた先に、
ほんとうの幸せがある

結婚は、かけがえのない「いのちのリレー」

結婚を願う男女が、相手を探すために具体的に行動する「婚活」がブームになっています。

きちんと根を張って生活したい、一人ではさびしい、経済的な不安を解消したいなど、結婚を望む理由はさまざまでしょう。

昭和の高度経済成長期には、「家付き、カー付き、ババア抜き」という新語がもてはやされたこともありました。これがエスカレートして、自分中心のご都合主義思想も育っているようです。

相手の学歴や経済力はどうなのか、両親との同居はしなくてもよいのか、そういった点ばかりに価値がおかれ、幸せな結婚とは、「ラクで自由気ままに暮らせる生活を手に入れること」と勘違いする人も多く見かけます。

でも、ほんとうの結婚は、もっと神聖なものです。家や財産を受け継ぎ、ラクに一生を送ることが目的ではありません。

夫の精子と妻の卵子には、それぞれの先祖から伝えられてきた遺伝子が凝縮されていますが、その血と血のつながりを一つに結び、次の世代にいのちをつなげるのが結婚です。受け継ぐのは、目に見えるモノではなく、見えない〃いのちの重み〃なのです。

ずいぶん前になりますが、『驚異の小宇宙人体～生命誕生～』というスウェーデンのドキュメンタリー映画を観て、心から感銘を受けたことがあります。

三億もの精子が過酷な旅を経て、たった一つだけがチャンスを得る。卵子も、エネルギーが最高に満ちるときを待ち、戸を開く準備をしています。

いちばん強い生命力と、いいタイミングが選ばれ、精子と卵子が合体したその瞬間、神秘的な青い光が卵子を包み、美しい回転を始めたのです。遺伝子が受け継がれ、いのちの躍動を始めた卵子は、宇宙に浮かぶ青い地球のように神々《こうごう》しく輝いていました。

私たちは一人ひとりが、自然の大きな愛と犠牲のなかから選ばれ、生まれてきた尊《とおと》いいのちなのです。いのちの厳粛さを受け止め、いのちを大事に生きる結婚生活を送ってほしいと思います。

ひとくちメモ

しばしば結婚と幸せは重ね合わせて考えられますが、ほんとうの幸せは、自分を鍛えた先にあるものです。目の前の困難から逃げず、地道に努力を重ね、一つひとつ体で覚えていきましょう。

その積み上げた体験が力となり、人生を開いていく希望や光になるのです。

おかあさんは家庭を照らす太陽です

女性のみなさんに声を大にして言いたいのは、主婦業というのは、お金の価値でははかれないすばらしい仕事だということです。

昔から、おかあさんは家庭の太陽として家族に慕われてきました。おかあさんがすべてを明るく照らしてくれるからこそ、家庭はあたたかい憩いの場になるのです。子どもが人として豊かに成長できるかどうかも、おかあさんの愛情たっぷりの接触が基本となります。

たとえば、湯気のたつおいしい食卓は、家族の心をホッとなごませます。子どもはそこで食べ物の大切さを知り、箸の使い方から礼儀作法を学ぶ。おかあさんのそばでお手伝いをすることで、何でも分けあい仲よく助けあって生きる人間関係の基本を身につけていくのです。

もし、家事をたんなる雑用とむなしく感じ、つまらないと手抜きをしてしまったら、ほんとうにつまらないものにしかならず、それがそのまま子どもにも残ります。

おかあさんがいつも笑顔で、生き生き立ち働いているのがいちばん。これが、家族に、生きる希望と幸せをもたらす何よりのプレゼントです。

ひとくち メモ

「揺りかごを動かす手は世界を動かす」という言葉があります。偉大な人物の陰には必ず、偉大な母があるという意味です。

その手はか細くても、手塩にかけ、心をかけることで、子どものもつ可能性は無限に開かれていきます。種を立派な木（人）に育て、すばらしい森（社会）をつくっていくのは、女性の力です。

女性は、母であり主婦であることをもっと誇りに思うべきです。

おかあさんの笑顔は、
家族を元気にする
最高の心のビタミン剤

男女の役割分担が「調和した夫婦」をつくる

「女性は家庭をあたたかくととのえることが大事」と言うと、「男女同権なのに」とふくれる人がいます。

もちろん男女は平等なのですが、使命は違います。夫婦は同権ではなく一体なのです。いのちも、精子と卵子が結合して誕生します。

違うもの同士が補いあい、協力しあって一つになる。そこのところをはき違えている人がとても多いように思います。

男性は力が強く、大木のような存在です。家族の生活を支えるために外で働きますから、家庭の経済力であり、世間でもまれているので、広くものを見る目が養われています。

その反面、折れるときはポキッと折れやすい。女性が思う以上に、ナイーブでシンプルな存在です。

一方の女性は、柳の枝のようにしなやかで、めったなことでは折れない忍耐強さをもっています。すべてを包み込んで浄化する、大地のようなたくましさもそなえています。男性より感受性が豊かで、あたたかいものの見方や接し方ができるので、意外にもろい男性をやさしく包み込み、細かいところまで気を配り、支えてあげることができます。

だから、疲れて帰ってきた夫をあたたかい食事やお風呂でもてなし、なぐさめ、力づけてあげられるのです。

「おとうさん、いつもお疲れさま。ありがとう」と、感謝とねぎらいの言葉をかければ、男性は、驚くほど元気になります。たとえダメな夫でもしっかりしてきて、立派に働くようになります。

「お給料も安いし、パッとしないし」などと、夫やおとうさんをバカにして批判するのは、家庭崩壊のもとです。男性もおもしろくありませんし、子どもも、幼いうちこそ母親側につきますけれど、大きくなったら母親もバカにするようになり、荒れてきます。そういう両親の姿を見て育つ子どもの心には、シミがいっぱいできてしまうのです。

世のなかが陰と陽でバランスを取っているように、夫婦も調和している姿が美しいのです。男性を立ててあげられるのは、女性に愛と思いやりの心があればこそ。

男性を輝かせるのは、女性の手にかかっているのです。

ひとくちメモ

戦後の著しい経済成長とともに、家族全員で食卓を囲む家庭が激減しました。これは夫婦の調和や子どもへの教育など、さまざまな面で悪影響を及ぼしています。社会生活を教える貴重な場として、また家族のふれあいの場として、せめて一日一回でも家族そろって食卓を囲む習慣をつけましょう。

女性からの感謝の言葉で男性は驚くほど元気になる

〝お手伝い〟は心にしみ込む「生き方の授業」

いまの若い人がかわいそうだなと思うのは、家庭で教わるべき生活の基本を、親がしっかり伝えていないことです。私は母のそばで、さまざまなことを学びました。

朝はまず、火をおこして朝ご飯のしたくです。みそ汁のだしのとり方、野菜の切り方、味のつけ方、火の強弱まで、料理の微妙な加減を、お手伝いを通して感覚で受け止めてきました。学校から帰ると、今度は庭掃除や家庭菜園の仕事が待っています。草むしりをしたり、野菜の手入れをしたり……。

「朝は早く起きなさい」「包丁はこうやって持つんだよ」「畳の目はこう掃く、ちりとりはこう持って」「雑草は根っこから抜かないとダメ」など、ことあるごとに、母が背中を見せて教えてくれました。

「何でも、やらないとわからない。やってごらん。そして、どうすればうまくできるのか、あとは自分で考えて工夫することが大事」とよく言われたものです。そのおかげで、教わったことが身にしみ、勘がよくなり、応用力も育っていったように思います。

また、「お天道さまが食べ物のいのちを育ててくださる」「そのお天道さまにありがとうを言ってから、ご飯を食べるんだよ」というのが母の口ぐせでした。

実際、野菜の育つ姿にいのちの不思議を感じて、「お天道さま」思想は私の心の中に、しっかり積み重なっていきました。

生きるということは、何でもやってみて、自分のこととして体で覚えていくことです。

早起きして家事や料理を手伝うことで、食べ物が食卓に出るまでには長い道のりがあることもわかりました。

お日さまや恵みの雨といった自然の「おかげさま」と、農家の人の努力、料理する人の苦労と愛情なしには、食べることはできないということも……。だからこそ、「お天道さまが育ててくださったものを残すと申し訳ない」という言葉に、説得力があったのです。

いまの親が言うのは、「野菜は栄養があるから、食べなさい」という頭（理屈）の言葉です。母のように、体のなかから湧いてくる生きた言葉でないと、大切なことは伝わらないでしょう。

「理屈ばっかりで実行のない人間は信用されないし、時間を大事にできない人も大成できないいんだよ。だから、料理や掃除、洗濯で手足を使い、どうしたら上手に、時間をむだにしないでできるのか、創意工夫することが大切」

母の教えには、いのちを大切にし、人のために役に立つ人間になるんだよという、厳しくも深い親の愛があったのです。

ひとくちメモ

人が動くと書いて「働く」。「はたらく」は、「傍をラクにする」にも通じています。手足を喜んで使い、まわりの人たちを、ラクに幸せにするために動く。これが、働くことのほんとうの意味です。

家事は、まさにその代表格ではないでしょうか。衣食住をととのえて家族の健康を支え、人の和や思いやりなど、見えない心をも育てる――。家庭は人間形成の原点であり、おかあさんの手は、次の世代に希望と愛を伝える手なのです。

「マナー」は感謝の心と品格のあらわれ

昔はどこの家でも、礼儀作法にはうるさかったものです。

あいさつのしかたはもちろんのこと、姿勢や座り方、歩き方、戸の開け閉め、靴のそろえ方、服のたたみ方……。

朝起きてから寝るまでのあいだ、家のなかでも外でも、立ち居ふるまいの一つひとつに親の目が光っていました。

食事のマナーは、とくに厳しく注意された記憶があります。

まずは、箸の持ち方です。箸を正しく使うのは、大切なお米を一粒残らず、きれいにいただくためなのです。

また、箸には「してはいけない使い方」もいろいろあります。

たとえば「刺し箸」。里芋の煮物などはツルツルすべりやすいので、箸先を突きたてている人がいます。

昔の人は、「自然界にあるものを平気で刺す心は、人も平気で刺す。陰口や悪口をたたいたり、批判することにもつながる」と、嫌いました。つまめば、刺さなくてすむのです。

どうしても刺さないと食べられないときは、「お天道さま、ご先祖さまに、すみませんと謝ってから」と教えられたものです。


食事は、いのちをいただいて生かされる儀式。いのちへの感謝の念が、「お行儀よくいただきなさい」という躾《しつけ》になっていったのです。

ご飯などの盛り付けも、「量は、自分のお腹と相談して加減しなさい」と母に言われました。食べ残すと、食べ物といういのちを粗末にすることにつながるからです。だから、盛った分は食べる。食べきれずに残したら、次の食事のときに食べるのです。「自分で決めたことは最後まで」という責任の大切さを、子どもに身をもってわからせてくれたのです。

礼儀作法というのは、たんに見た目のことだけではありません。型をきちんとすることで体と心がピシッと正され、型が意味する精神性も身につきます。自然と心が養われ、品性が育っていくのです。

ひとくちメモ

食事のとき、テレビを見ていませんか？

テレビを見ながらご飯を食べると、血液が頭に集まり、胃は留守になって消化が悪くなります。

食事は、食べ物への感謝の心をもつひととき。思いやりやマナー、ときには我慢を学ぶ時間でもあるのです。

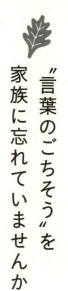

〝言葉のごちそう〟を家族に忘れていませんか

「行ってらっしゃい。気をつけてね」

おかあさんから笑顔でこんな言葉で送り出されると、子どもやご主人はすがすがしい気分になり、今日一日をがんばろうと思うのではないでしょうか。

帰ってきたときも、「お帰りなさい」「お仕事、ご苦労さまでした」と玄関まで迎えてもらえれば、一日の緊張感がスーッとほぐされていくはずです。

もしかしたら、その日は、テストがうまくいかなかったり、会社でいやなことがあったかもしれません。でも、どんなときでもねぎらいの言葉をかけてもらえれば、心は軽くなります。愛情を充電して、「明日もまたがんばろう」と、気持ちを切り替えることができるでしょう。

これが逆に、「ダメじゃないの、グズなんだから」「あら、もう帰ったの？　困ったわね、ご飯がないわ」では、心は安らがずにしぼんでしまいます。

言葉は、人生を支配します。人間とは「人の間」と書きますが、心をこめてあたたかい気持ちで交わす言葉——とりわけあいさつは、人と人とのあいだを豊かにつなぐ、最初の一歩でもあるのです。

先に述べましたが、わが家では朝晩、必ず、先祖と家族みんなにあいさつをします。それが習慣なので、孫たちは幼いときから、誰に対しても「おはようございます」と言っていました。

「ありがとう」「ごめんなさい」「すみません」などの言葉も、いつ、どういう思いで口にするのか、家庭でそういうふれあいを体験していれば、子どもは自然に、思いやりのあるあいさつを身につけていけるのです。

あいさつはまた、見えないものを見る「心の表現」でもあります。

「いただきます」は、前にも述べたように、食べ物のいのちで生かさせていただきますという祈りです。

「ごちそうさま」は、客をもてなそうと食材を集めに走りまわった「馳走」が語源。いただいた〝いのち〟にはもちろん、見えないところで努力をしてくれた、その心にもありがとう、という思いがこめられています。

そして「おかげさま」は、お天道さまや先祖やたくさんの人に支えられて、いまの自分がここに在るという、感謝の気持ちのあらわれです。

あいさつは、してもされても、心が気持ちよく楽しくなるもの。あいさつというすてきな表現法で、人間関係をなめらかにさわやかに結びましょう。

ひとくちメモ

あいさつには、その人となりがあらわれます。あいさつにこめられた意味を噛みしめながら、美しい日本のあいさつを交わしましょう。

家族に、お隣さんに、友だちや会社の人に……。「おはようございます」と声をかけてみれば、すがすがしく一日を始められます。

言葉は、人生を支配します

COLUMUN

人は台所で育ちます

小さいころ、母がよく「食べて寝て、キチンと生活する。それが生きることだよ」と言っていましたが、それをそのまま教育方針に掲げている生活塾があります。神奈川県小田原市にある「はじめ塾」です。

「人は台所で育つ」というのがスローガンで、塾生の子どもたちは寝食をともにしながら、自分たちが食べるお米や野菜やミカンの世話をし、一日三回朝昼晩、食事をつくって後片づけまでするなど、食を中心に〝生きることそのもの〟を学んでいます。

塾長の和田重宏《しげひろ》先生とお会いしたとき、「地域全体で水を管理する米づくりにかかわることで、子どもたちが人間関係の大切さを学ぶ」という印象的なお話をしていただきました。

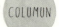

「毎日、当番の子どもが朝の四時に起きて田んぼを見回り、水の具合をチェックするんです。何かわからないことがあれば、地域の年長者に聞きにいく。そこで、あいさつの大切さ、人との和の大切さを実感するようです」

稲刈りのあとはもちを百臼《うすつ》搗き、地元のお年寄りに配って喜ばれているのだそうです。

田植えや稲刈りで、働くことの大変さと収穫の喜びを味わう。どんなに眠くても、毎朝、責任をもって田んぼを見回る。食べ物のいのちが育つようすを観察し、地域の協力なしにはお米ができないということを体験する。そして、とれたお米はみんなで分かちあい、おいしく楽しくいただく……。

もみをまくところから始まる米づくりを通して、子どもたちはありとあらゆることを身につけていくというわけです。

家事のお手伝いをしながら、食べ物を育てながら生活を学ぶということが、どれほど頭の回転をよくし、人間形成に役立つのか。あらためてその必要性を思わずにいられません。

「親の願いどおり」に子どもは育たない!?

子どもは、親の心のままに育ちます。

親が何を思い、どんな言葉を使い、どういう態度をとっているのか、子どもはそれを見て、感じて、その通りにまねして大きくなっていくのです。

たとえば、赤ちゃんがいちばん先に身につけるのは、知能ではなく感覚です。

おかあさんに抱っこされ、おっぱいをもらう。そのとき、おかあさんがニコニコゆったりしていれば、赤ちゃんもニコニコします。実は赤ちゃんは、おっぱいではなく、おかあさんの表情をしっかり見ているのです。「ニコニコするって、楽しくておいしいこと」と、鏡のように写し取り、覚えていきます。

ところが、おかあさんがきつい表情だと、赤ちゃんはおっぱいをいやがります。

むりやり飲ませようとあせればあせるほど、赤ちゃんはぐずり出し、大泣きすることにも。楽しくないので、神経が詰まるのです。実際、そんなときのおっぱいは、味もおいしくありません。

子どもはこのように、生きる感覚、生きる基礎を、親とのスキンシップを介して学びます。「ああしなさい」「こうしなさい」という理屈の言葉ではなく、生活のなかで肌で感じさせてくれる方法を通して、スポンジのようなやわらかい脳にしみ込ませていくのです。

素直なよい子に育ってほしいと願うなら、まずは自分の生活、生き方をそのようにし、子どもと一緒に何でもやってみることです。

ある保育園で、保育士さんが子どものつぶやきを書き留めたメモを見せてもらったことがありました。そのまま、紹介してみます。

「ママのいちばんの楽しみ、知ってるよ。子どもを叱ることで

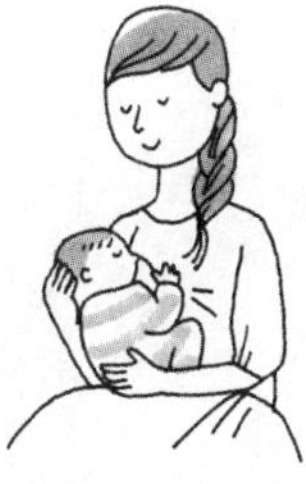

しょう。『オモチャを片づけなさい』『歯磨きしなさい』『静かにしなさい』。まゆちゃんもネ、大きくなったら、新聞を広げて、お菓子を食べながら、子どもに命令するんだ。『向こうにいってなさい』って」

子どもは、おそろしいほど、実際の生活のなかからあふれ出す親の姿をそっくりそのまま、受け止めます。

子どもの心がひからびているとしたら、おかあさんの心にゆとりがないからでは？　忙しいという字は心を亡《な》くすと書きます。たとえ短い時間でも、心をこめて向きあえば、親の願いは伝わります。

ひとくちメモ

小さな子どもは、周囲のおとなの心の動きにとても敏感です。

「まだ、わかるわけがないから」と、適当にあしらったりしないこと。

あたたかい心で、正面から向きあうことが大切です。

どんな小さい子どもでも
親の心のなかを感知しています
子どもを、あなどっては
いけません

子どもの心をあたたかく育てる言葉、心を冷やす言葉

スーパーマーケットの前で、おかあさんと四歳くらいの坊やを見かけたときのことです。

おかあさんが自転車の荷台に買い物の袋を詰め込んでいるあいだ、その子は、電信柱に登って電線を修理しているおじさんたちのようすをジッと眺めていました。

でも、忙しそうにしているおかあさんは、子どもの視線に気づきません。さっさと自転車に乗せて、走り去っていきました。

せっかくのチャンスなのに、実にもったいない。というのも、子どもはおじさんが何をしているのか、興味津々《しんしん》だったのです。

おかあさんが、「おじちゃんたち、ご苦労さまね。おかげでお家は電気がついて明

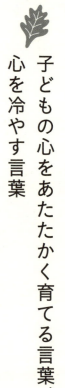

るいし、冷蔵庫も洗濯機も働けるの。おじちゃん、ありがとうだよね」と言えたら、その子に、そのときの光景と会話が刷り込まれて、人やモノに感謝する心が自然と根づいていくのです。

幼児は、とっさに出てくる親の言葉や態度をそのまま受け止め、しみ込ませていく存在です。

私も昔、洗濯ものを干すのを子どもに手伝ってもらいながら、庭を飛んでいるチョウチョやスズメを見て、「チョウチョさんのお家は草のなか。スズメさんのお家はやぶのなか。みんな、楽しいお友だちがいっぱいいるのよ」。

八百屋に買い物にいけば、「ニンジンはお日さまのお使いだから、赤いのよ。だからニンジンを食べると、お日さまが体のなかに入ってニコニコ笑って、元気にしてくださるの」と、目の前の光景を親しみのもてる言葉で表現するようにしていました。

そういうことで、子どもは動物や野菜を身近に感じ、自然の親切と思いやりも感じ取っていけるようになるのです。

子どもの心は、あたたかい接触で育ちます。これが、子育てのいちばんの基本です。とくに幼いうちは、感性をつかさどる右脳の発育が大きい時期です。自然食にこだわって、「これは添加物が入っているから体に悪い」などと理屈を言っても、幼児の脳には恐怖心しか残りません。否定的な言葉や態度は、心を冷やすだけです。

子どもの視点や目線で、物事のよい面を、一緒に見て、触れて、聞いて、嗅《か》いで、情緒豊かな心を育ててあげたいものです。

ひとくちメモ

お手伝いは、子どもにとって、生活の基本を学ぶ大切な場ですが、なかでも興味をもちやすいのが料理です。

一つひとつていねいに手順を教えながら、子どもにわかるやさしい表現、心に素直に響く言い方を工夫して、食べ物にまつわるいろいろな話をしてあげましょう。

いのちを大切にし、食べ物に感謝する心が育まれるはずです。

特効薬は「確信をもって叱る」こと

子どもに対するあたたかい接触のなかには、当然、必要に応じて叱ることも含まれます。

しかし、いまは叱ることのできない親がふえています。「家出するかもしれない……」「ひねくれたらどうしよう」などと、頭で考えるから叱れない。

子どもというのは、親が確信をもって叱れば、ちゃんと心で受け止めます。それを、感情にまかせて怒鳴り散らしたり、過ぎたことをクドクド説教して責めるから、子どもの心に届かず、「うるさいなあ」と反発するのです。

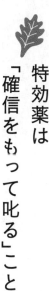

ある親子の情景に、「コレよ！」と思ったことがありました。

ずぶぬれになって帰ってきた子どもを前に、「かさをもっていきなさいと忠告したはずだ」と厳しく叱るおとうさん。

でも、そのあとすぐにお湯をもってきて、あたたかいタオルで子どもの全身をふき始めたのです。おとうさんのあたたかい愛情が、冷えた体と心にじんわりしみて、子どもは叱られたことの意味をしみじみ感じることができた。「ごめんなさい」と口にした子どもからは、素直な反省の気持ちがにじみ出ていました。

責めることと叱ることの違いを、子どもにわかるように、言葉だけでなく態度で伝えることが大事なのです。

これが親子のあいだの信頼と親しみを増し、思いやりの心を育てるベースにもなっていきます。

また、子どもに対して手をあげることが、絶対にダメというわけでもありません。危険を教えるために手をたたいたり、いけないことをしてお尻をたたくというのは当然のことです。「甘やかすこと＝愛情」ではありませんし、体罰が愛情のある躾になる場合もあるのです。

ある幼稚園の園長先生に、「幼児は、頭ではなく体で接触してはじめて、ああ、そうかとわかります。ストーブに触れそうになったときも、あぶないという前に、ピシッとたたくことで反射神経が養われます」という話をうかがったことがあります。

幼児期は感覚で覚え、脳が目ざましく発達する大切なとき。口だけでやかましく育てられた子は頭だけで判断しようとするので、身のこなしや直感力、判断力にどうしても欠けてしまうということでした。

私も、わが子が三歳まではお尻をたたきました。お尻にはツボがあり、神経がピンとして感性が育つのです。

要は、「たたく手」が、愛情という心から出たものかどうかが問題なのです。

ひとくちメモ

反抗する子どもの心には、ふだんの親の姿や心がそのまま映っていることが多いものです。

親側にも落ち度があったときには、素直に非を認め、謝ってみては？　その親の気持ちが子どもに伝わり、子どももだんだんと素直に反省するようになるはずです。

COLUMUN

躾のかなめは「愛」「気迫」「根性」です

私の実家では、子どもが遊びほうけて食事の時間までに帰らないと、夕食抜きがあたりまえでした。「約束を守れない人間には食べる資格がない」という、親の躾です。それがしみついていたので私も親になったとき、子どもに同じような躾をしていました。

ある日「ご飯ですよ」と何度呼んでも、次男が食卓に来ません。「お腹いっぱいだから、いらない」と、テレビに夢中になっていたのです。

あとで台所をウロウロする次男に、「約束だから食べないで寝なさい」と、心を鬼にして言いました。次男は、お腹がすいて寝つけなかったのでしょう。何度も寝返りをうち、夜中に起き出して水を飲んでいました。

いま、この話を講演会などでですると、「一度だけよ」と言って食べさせる人がほとんどのようで、驚かれます。なかには、「成長期だから、栄養が足りなくなると大変」「かわいそうで、とてもそんなことはできません」という人もいます。でも、「今度だけよ」という態度を見せてしまうと、子どもは親を見くびります。

「泣き落とせば大丈夫」と、わがままな子どもに育つでしょう。大きくなってからもお金をせびったり、自己中心的なおとなになるかもしれません。一度約束したら、どんなにかわいそうでもそれを守らせるのが、本物の愛情です。

また、「ウチの子は、○○しか食べられないんです」と、子どもの好き放題に食べ物を与える親がいますが、偏食を助長するだけです。子どもの機嫌をとるような食事の与え方は、その子の体も心もゆがめてしまいます。

栄養のバランスを考えて、必要なものからキチンと食べさせてあげましょう。文句が出たら、「じゃあ、食べなくていいのよ」と片づけてしまうくらいの気迫と根性がないと、子どもは健康に育ちません。

子どもが自分で善し悪しを判断し、正しく行動できるように導いてあげるのが親の務《つと》めです。ほんとうに子どもの幸せを願うなら、しっかり躾けるという厳しい愛情も必要なのです。

性教育は「心」を育む大切な場

援助交際がはやる、十代の婚前での人工妊娠中絶がふえるなど、セックスを〝遊び〟と勘違いしてしまう子どもがあとをたちません。

これではいけないと、学校でも性教育に取り組んでいるようですが、実態は寒いものです。小学校低学年で性器の名称を教えたり、出産ビデオを見せるといった形だけの性教育は、子どもたちの好奇心をいたずらに刺激するか、おとなへの嫌悪感を増すだけです。

肝心なのは「いのち」への畏敬《いけい》の念です。いのちは、人間の頭や理屈ではつくり出せないかけがえのないもの。

日々の生活のなかでいのちの尊さを教え、男性と女性が助けあうことの大切さを見せておくことこそが大事です。

長男が幼いころ、「男の子にはオチンチンがあるのに、女の子にはどうしてないの？」と不思議そうに尋ねてきました。

「女の人は赤ちゃんをお腹のなかで大切に育てるので、まるくてやわらかくてやさしいの。男の人は力があって強いから、弱いいのちを守ってあげるの。

やさしい女の人と強い男の人が力を合わせて赤ちゃんを育てるようにって、お天道さまがしてくださったのよ」

と答えると、「うん、僕、ミツコちゃんと仲よくするよ」と、誇らしげに言いました。

泣き虫のお友だちのミツコちゃんをなぐさめ、守ってあげようと思ったのでしょう。

思春期にさしかかったときには、一緒にお風呂に入っていた次男が、「おにいちゃんのオチンチンに毛が生えた！」とはやしたてたこともありました。

私は、「何言ってるのよ。あなただってそうなるのよ。とっても大切なことなの」と、キッパリ叱りました。次男はビックリして神妙な顔つきに。

最初はバツの悪い顔をしていた長男も、これでホッとして胸を張りました。

いのちへの感謝がある生活を送っていれば、性をバカにしたり恥ずかしがったりすることもなく、日常生活のなかで自然に成長を受け入れ、性の尊さを学んでいけるのです。家庭のなかも、ぎくしゃくすることはありません。

ひとくちメモ

子どもが性に興味を持ったときには、はぐらかしたりしてはいけません。

立派に育ててくださる「自然の力」と、尊いいのちをいただいていることへの感謝の大切さを教える貴重な機会なのです。

COLUMUN

子ども時代の習慣が、その人の人生を決める!?

「パブロフの犬」の実験は、みなさんもご存じだと思います。犬に一定の振動数のベル音を聞かせ、それから食べ物を与えることを続けたところ、同じ音を聞いただけでよだれをたらすようになるという条件反射の話です。これは、自律神経が無意識のうちに反応し、消化態勢をととのえ、唾液という消化酵素を出させたのです。孫たちが小さいときにも、条件反射で同じようにおもしろいことがありました。

わが家では子どものお手伝いが日課なのですが、慣れるまで朝は眠い。できれば、寝ていたいわけです。

そこでママが、「働かざるものは?」とひと言。孫は思わず、「食うべからず!」と答えてしまい、しぶしぶお手伝いをするはめに。親がそのセリフを、小さいころからくり返し教えていたのですね。そのうち、食器を並べたり洗濯物を干したりと、各自の分担を責任をもってこなすようになりました。そして、ご飯のあとは自分の食器を台所にもっていき、自然に洗うようになりました。

時間の積み重ねで、人はつくられます。毎日の生活習慣のくり返しが、善きにつけ悪しきにつけ、そのようにしみついていく。一つひとつは小さなできごとでも、習慣には、体質や性格までをも形成していく影響力があるのです。

だからこそ、なるべく小さいうちからよい習慣をつけるのがベストです。

とくに、食べることは生活の基本ですから、台所の手伝いをさせるといいですね。切る、炒める、煮る、味付けする、盛りつけるなどの料理は、前頭葉を活発に刺激するので、感性や知性が豊かになります。親子のコミュニケーションも深まり、人間らしいやさしい心も育っていきます。

人の人生は、その人が日々、積み上げた結果です。病気や不幸も、健康や幸せも、ある日突然、やってくるわけではありません。

「今日はできなかったけれど、明日がある」とだらしなく生活していたら、何も変わらないのです。おとなも子どもも一日の計画を立て、よい習慣を心がけて人間性を高めていきましょう。

5章

「病気」も「不運」も寄せつけない生き方

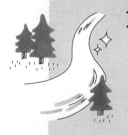

ほんとうの幸せは、人に喜んでもらえること

あなたは、どんなときに幸せを感じているでしょうか？　おいしいものを食べているときですか？　ずっと前からほしかったものを、手に入れたとき？　ゆったり温泉につかっているとき？　思いがけずお金がいっぱい入ってきて、ニッコリという人もいるかもしれません。でも、自分のためだけの幸せは、いっときはうれしくても、すぎてしまえばそれでおしまい。意外とむなしいものです。

ところが、誰かが喜んでくれたときというのは、その喜びがまた自分を喜ばせてくれることになります。

他人に親切にして、「ありがとう」と笑顔を返された日は、心がうれしく軽く感じるもの。神経がラクになって開き、喜びのエネルギーが循環し、約六〇兆個の細胞を元気に活気づかせるのです。

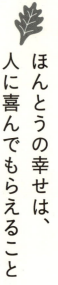

阪神淡路大震災のとき、『あなたと健康』の読者の協力で義援金が集まり、一万食の炊き出しをしました。有機野菜たっぷりの手づくり弁当です。被災したお年寄りのみなさんが泣いて喜び、手を握って離そうとしません。スタッフたちはジーンときて、「逆に、自分が元気をもらえた。こんなにうれしいことはない」と感激していました。

この、おおぜいの人に喜んでもらう体験をした人としない人では、人生がまったく違ってきます。こうした体験を一度でもした人は、どんなことにも感謝できるようになります。その感謝の心が波及して、思いがけない縁が回り、人生の幅も出てくるのです。

してもらった側が「する側」に変わるのも、幸せのリレー効果です。

私の主宰している料理教室や健康学園の参加者のなかからも、自然の食べ物のいのちに救われた喜びと感謝を次の誰かに伝えたいと、自分から行動を起こす人がどんどん出てきています。ご近所に手当て法を教える人。家庭を開放して料理教室を始める人。子ども相手に天然酵母のパン教室を開いたり、そんなこんなの縁で老人ホームのボランティアを体験したり……。人間関係がどんどん広がるので、自分の世界も広く、楽しくなるのです。

自分の存在、自分のしたことが人に喜んでもらえ、その喜びが自分に返ってきて、自分の生きる希望や生きがいになる。

ほんとうの幸せとは、人間同士が助けあい、支えあって親しみを持つなかにあります。

心と心でつながることの心地よさ、楽しさをたくさん体験している人には、幸せのオーラがあふれています。

ひとくちメモ

何もしなければ、何も変わらず、幸せもやってきません。「もし、○○できなかったら」という思いをたち切り、自分から行動を起こしてみましょう。これが、「思い切る」ということです。「何をしたらいいかわからない」という人は、まず家族が喜ぶことから始めてみては？　自分のためではなく、地域のボランティア活動など、人のためになることをやってみましょう。やれば必ず、〝何か〟が動き出します。

子どもの「競争心」をあおるひと言を言ってませんか

「勉強は、何のためにするもの？」

講演会などでこの質問をすると、「いい大学に入るため」「資格を取るため」「お金をもうけるため」という答えがほとんどです。でも、その先に幸せはあるのでしょうか。

よく、テストの得点に一喜一憂している親がいますが、人生で大切なことは、性格や人格につながるやさしさ、思いやりです。知識や能力ばかりをほめたら、子どもは心の世界のわからない、損得勘定の高いおとなに育ちます。

「あんな子に負けないで」「△△ちゃんみたいにならないように○○しなさい」という言葉も、励ましでも何でもありません。子どもの心に、差別や競争心を植えつけるだけです。

「自分さえよければ、他人はどうなってもいい」という勘違いの自己愛を育て、信じあい助けあう心を失わせてしまいます。

小学校時代、私の仲よしに、当時は差別されたハンセン病の先祖をもつ子がいました。人々はこれを嫌い、後ろ指をさすのですが、私は子どもでしたから、そんなことは知りませんでした。母は、この友人が遊びにくると、大歓迎し、帰りにお菓子を包んであげていました。お正月には大切なお客さま同様に、お膳でもてなすこともしてくれました。

「あのときのことは忘れられない。どんなに勇気づけられたことか」と、おとなになっても会うたびに、感謝されたものです。


こんなこともありました。

小学校二年生のとき、引っ越して学校が遠くなり、「急に雨が降っても、かさをもっていってあげられない。自分でぬれないで帰っておいで」と母に言われました。私は家が近い友だちのかさに入れてもらい、友だちの家まできたら、今度はそのかさを借りて、ぬれないで帰ってきました。「よかったね。そのお友だちが仲よしで。それが人生。きちんと干して、きれいにしてお返しするんだよ」と、母はニッコリしました。私もうれしくて、大事にしていたお手玉をお礼に添え、かさを返しました。そうしたらすごく喜ばれて、また自分もうれしくなりました。日ごろから仲よく暮らす日々の生活が大事だということを、母は教えてくれたのでした。

こんな、あたたかいつながりを大切にする価値観が、いまの時代には薄れている気がします。差別したり、勝った負けたと競争心をあおるような生活や勉強では、相手を思いやる感性は育たないでしょう。そもそも、勉強も仕事も、人の役に立つためにするもの。次の世代に残すものは、何気ない日々の生活から生まれるものなのです。

ひとくちメモ

完ぺきな人、完ぺきな家庭などありません。

「親も完全じゃないから、親や家にないよいものを、よそで見つけていらっしゃい」と母がよく言っていました。

自分になければ、人から学べばよいのです。互いに尊重し、補いあえる助けあいを大切に育みましょう。

伝記から「生きるヒント」を探してみよう

子どものころ、父が、江戸時代の盲目の国学者・塙保己一《はなわほきいち》のエピソードで、いつも私を励ましてくれました。講義中に風でろうそくの灯が消え、弟子たちがあわてたとき、塙保己一が「目明きとは不自由なものよ」と言ったという、あの有名な話です。

私は左足が悪く、ひきずるようにしか歩けませんでした。

「ないからできない、じゃなくて、努力すれば目が見えなくても尊敬される。おまえは足が弱くても、強くなるよう鍛えておくんだよ」と、私の弱い左足をなでてくれた父のようすをいまでも忘れません。

人間は、〝根性〟をダメにしたら誰も寄ってこないし、助けてもくれない。しっかり努力して根を育て、人を助ける人になれ、という父の祈りでした。そして、「偉大な人から学びなさい」と言われ、何冊もの偉人伝を読みました。

偉人と呼ばれた人たちが、何をどう見てどのように考え、どういう生き方をしたのかにふれることは、幼心にも光が差し込んで、勇気をいただきました。

そういう親の教えでしたから、「人生の師を選ぶことが大事」という父の教訓がいつも心にあり、おとなになってから、三人もの師とめぐりあうことができたのです。

これは、実にすばらしい体験でした。


国連保健機構の理事で、大豆研究では世界的権威だったW・H・ミラー博士。枠も形もない真理の道と愛を追究し、聖書を通し導いてくださった手《て》島郁郎《しまいくろう》先生。そして、身寄りのない孤児や老人のために巨額の借金を背負いながら、社会奉仕活動に一生を捧げた常岡一郎先生。

この三人の前に座り、「人を動かす情熱の大切さ」「真実の愛がもつ強さ」「自分を空にすると天のエネルギーが回ってくる、天の経済学」の教えを目の当たりにしたことで、心身ともに鍛えられ、病気で死にかけたときや、失業や離婚や借金などのさまざまな問題をも乗り越えられたのです。

どの大学を出たとか、どこの会社に入ったとかを一般的には気にします。しかし、どんな志をかかげ、どんな師の前に座り、何を学んで自分を成長させたのか——。それが、ほんとうの人生の経歴です。

私たちはもっと、努力してきた先人の足跡から多くのことを学ぶべきです。歴史書や人物伝などの本を読めば、生きるヒントもたくさんあります。どういう人を人生の師に選ぶかで、生きる方向や目標も定まってくるでしょう。

ひとくちメモ

本には、先人たちからの生きた知恵が凝縮されています。

この世にもういない偉大な師にも、本では出会うことができます。家事の合間や電車での通勤時間など、細切れ時間をうまく活用すれば月に二、三冊くらいは読めるものです。

どんな本を選べばいいかわからない、という人は、まず、まえがきや目次、あとがきに目を通せば、だいたいの中身がわかります。

多くの本を読むことで、さまざまな経験を疑似体験でき、自然と人生の目標が定まってきます。目標があれば、人は前向きに生きていけるものです。

読書は、「幸せな人生をおくる知恵」の宝庫です

「不幸」を避ければ避けるほど「幸運」もまた逃げていく!?

戦前から戦後にかけて活躍し、名横綱とうたわれた故・照國萬藏《てるくにまんぞう》さんが、あるときある寺で、印象深い絵に出合ったそうです。

それは、山海の珍味が山と積まれ、長い箸が置いてある絵でした。そして、絵の片側にはやつれ果てた人々が、もう一方には血色のよい人たちがニコニコ幸せそうに描かれていたといいます。

いったい、何がこの人たちの明暗を分けてしまったのでしょう——。

やつれた人たちというのは、自分でごちそうを食べようとやっきになっているのですが、箸が長すぎるので口に入らない。

血色のよい人たちのほうは、その箸を使って少し離れたところにいる人にごちそうを食べさせ、自分も向こう側から同じように食べさせてもらっていたということでした。

我欲に走る人は地獄の人生に、相手のことを第一に考える人は極楽の人生になる。照國さんが見た絵には、この世の真理が実にわかりやすく描かれていたのです。

現状を好転させたい、自分が変わりたいと思ったら、得することではなく損することをやってみると効果があるという仏教の教えです。

宇宙はプラスマイナスの法則で成り立っています。

「もうける」は「損をする」、「つかむ」は「出す」、「栄える」は「裏に回る」、「名誉を得る」は「汗を流して働く」など。

ラクして生きたい、お金だけほしいと飛びつい

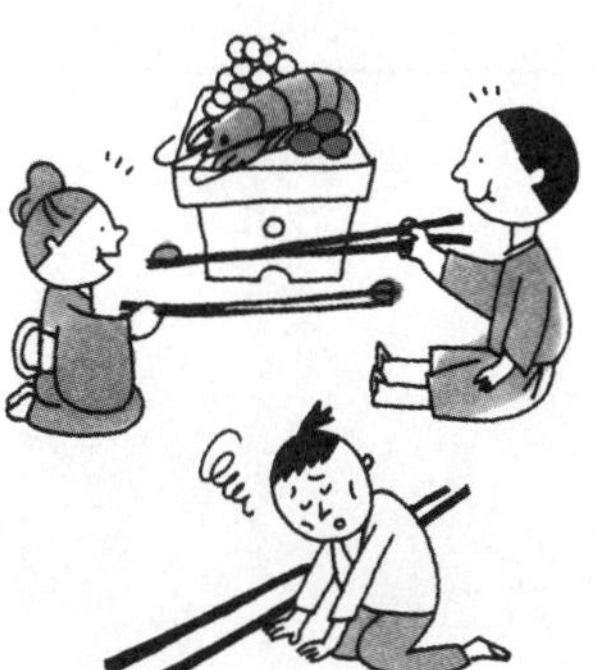

ても、幸せはやってきません。

人がやりたがらない陰の部分を、どう努力し、日々、工夫していくのか。人生を磨いていこうと思うなら、先の血色のよい人のように、逆をやればいいのです。その発想が運命を変え、人生を開いていくカギになります。

ひとくちメモ

野菜を長く保存して気がついたことがあります。大きいものは腐敗が早く、クズといわれる小さいものは腐りにくいのです。

目先の利益にまどわされたり、目に見えるものばかりを優先させていないかどうか、自分の行動をふり返ってみましょう。

現状を好転させるコツ。

「自分が損することをやってみる」

「幸せを見つけられる目」は逆転の発想から生まれる

大きな試練から立ち直るための逆転の発想法があります。「自分を忘れる」ということです。

これは、四十代で思春期の二人の子どもを抱え、離婚で人生に悩み苦しみ、もがいていた私が、恩師の常岡先生からいただいたアドバイスです。

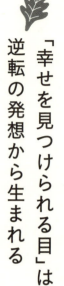

「つらいときは、考えちゃいかん。自分の頭で考えても道はつかない。自分を忘れることをしなさい。ドブ掃除でもトイレ掃除でも、忙しく働く仕事を探してするんだよ」

人は、考えすぎるとますます神経が詰まり、それにとらわれて、細く小さくなりがちです。つらいときは、考える暇もないほど忙しく働くのがいちばんの薬なのです。

人のために手足を動かし、体を動かして無心に働くうちに、「自分を忘れる」時間が少しずつふえていきます。「次は何をしようか」と考える心のスペースも、生まれて

つらいときは、
「自分を忘れる」ほど何かに打ち込むと、
運命の流れが
不思議と〝いい方向〟にシフトする

くるのです。

病気も同じです。病気という困難を「気にするな」と言われても、言われれば言われるほど気になるのが人間の常です。ならば、病気を忘れることをすればいい。「手当てはめんどう、食べ物も手抜き、掃除もいや」ではなく、できることから行動してみましょう。われを忘れるために、何かを一生懸命にやっていると、自分が「空」になってきます。そこに、天のエネルギーが入ってくるのです。

人生は、いつも晴れのお天気ばかりではありません。雪の日もあれば、嵐の日もある。でも、それで根が鍛えられ、木は強くなります。

変えたい現実も、苦しみも悩みも、試練はあなたが育つためにあります。つらいときほど、自分を成長させる絶好のチャンス！

マイナスが大きければ大きいほどプラスも大きくなるのです。

ひとくちメモ

私が健康運動を始めたのも、お金のためでなく「われを忘れる」ことに没頭したためです。そして、離婚の苦しみからも、再発した結核からも救われました。「空」にすると、たしかに自然の力が回り出すのです。

その人の〝まるごとすべて〟を受け入れる

病気になる人は、たいがい心に不平不満の種を抱えていることが多いものです。話を聞いてみると、人間関係の悩みがこれでもかというほど、うっ積しています。

イライラするのは、「○○すべき」「○○であるべき」という要求や思い込みが強いからです。一度、それをはずしてみたらどうでしょう?

心に要求がなければ、いちいち腹を立てなくてすむようになるし、期待していなかったのに何かしてくれたら、「まあ、ありがとう!」となるものです。

相手が家族だとしたら、なおさらです。家族は、いちばん身近にいる大事な人です。そのいとおしい人に寄り添わないのは、不自然なこと。愛するとは、欠点も長所もみんな含めて、その人のまるごとを抱き込むことです。

紙も、表と裏で一枚です。裏はいらないと捨ててしまったら、表に字を書くことはできません。

短所を何とかしようとやっきになれば、ダメ出しすることになり、反発や突っ張りが返ってくるだけです。それより、長所を伸ばせばいい。勉強の苦手な子なら、できることを一緒に探してあげればよいのです。

言葉の使い方が稚拙《ちせつ》になっていることにも、人間関係をうまく結べない原因があるように思います。

私はよく、「ハッキリ言うことも愛よ」と言うのですが、「ハッキリ言うと争いになる」と返してきた人がいました。

「ああしろ、こうしろ」という押しつけや、陰で批判している悪口をそのまま相手に言えば、争いになるのは当然です。そうではなくて、自分なりに、思いやりのあるものに工夫して、あたたかい言葉に昇華して出すのです。自分のなかに相手を責めるトゲがなければ、思いは必ず伝わります。

言葉や知識というのは、物まね、人まねでは、相手の心に伝わりません。口に出す前に、自分の体で実践し、自分のこととして深くとらえる必要があります。そうすることで自分が鍛えられ、全体を見るゆとりと愛の心も生まれてきます。

ひとくちメモ

何か言う前、する前に、一度「愛」というフィルターに通してみてください。自分だったら、こんなふうにしてもらいたい。そう思える言動になっていますか？

どんなによいことでも、「やらなかったら○○になれない」と恐怖をあおるような言い方はよくありません。自分や他人の例をあげて、「こんなことがあったよ」とだけ伝えたり、「こういうふうにしたらいいと思うけど、どうかしら」と相手に考えさせることも大切です。

「知恵」には、「知識」にはない愛があふれている

知識は必要。でも、頭で知ることと体で知ることは、まったく違います。

遺伝子工学の第一人者、筑波大学名誉教授の村上和雄先生が、「知識が豊富な人は、できない理由をみつけることに関してすごく頭がいい」と言われるように、頭でまず受け止めるので、かえって一歩が踏み出せないものです。


その点昔の人は、栄養学や難しい化学の知識などなくても、大地に生えたものを食べ、身近な植物を使って手当てするだけで、きちんと元気に暮らしていました。

自然がどうなっているのか、長年見続けてわが身で確かめてきたからこそ、心でわかることがたくさんあったのです。

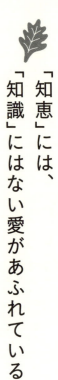

富山県在住の、ガンで余命一ヵ月と言われていたある会社の社長さんに、「腹八分目とは、どのへんですか⁉」と質問されたことがありました。

「他人のお腹のことはわかりません。あなたのお腹に聞かないとわからないでしょう」と答えました。すると、病気になったのは自分が原因だと、この社長さんはその場でピンときたようでした。

そして、私の著書を読み、食べ物と体の関係を理解し、玄米食にしたら、体は軽く、仕事も楽しくなった。二年後にお会いしたら、ガンは治っていたのでした。

そのうえ、傾いていた会社も活気づき、たち直ったというのです。自分勝手に従業員を叱りとばして、従業員もやる気をなくしていた。自分が間違っていたと、言動をあらため朝早く出勤し、社長自ら、社内を掃除するようにしたというのです。

すると、それに気づいた社員も社長にやらせてはおけないと朝早くから会社に出て掃除する。そうしているうちに、つぶれそうになっていた会社が見事に再生したというのです。

私の言う「自然に生きる」という言葉の真意を悟った瞬間、自分の根っこを張り直す道を選び、努力し実践したからでしょう。

知識を得たら自分なりに工夫して実行し、一つひとつ自分の体に聞いて消化していくと、血となり肉となり、生きた知恵になります。

これが感性を養い、勘を育て、何事にも臨機応変に対応する力をつけてくれます。

ひとくちメモ

知識と知恵のいちばん大きな違いは、知恵には〝愛〟があるということではないでしょうか。短絡的、直線的に答えを求めるのではなく、体験として積み上げていく知恵には、深みや奥行き、豊かさがあります。それが愛です。愛には、血液の質も脳の潜在意識も、すべてを変えていく力があります。

愛にあふれた知恵こそが、健康や幸せを生み出す原動力となります。心をこめて料理を手づくりする、心であたためた思いやりのある言葉で人間関係を紡《つむ》ぐ。日々の生活のなかに、知恵を磨くチャンスがたくさんあります。

運命が自然に開ける私の「お金とのつき合い方」

限りある人間の力ではなく、無限の自然力を見る。自然に寄り添うとは、自分を、どこまでも続くこのエネルギーにつなげることです。それができたとき、人の可能性は無限に広がっていきます。

「人脈ではなく天脈」で生きようと覚悟を決めたのは、離婚した元夫が五十代初めで病に倒れ、元夫の会社も倒産して借金の整理を引き受けたのがきっかけでした。

私にはもう関係のないことかもしれませんが、たくさんの人に迷惑をかけるし、よくない種を残したら、その悪縁を子どもたちが負うことにもなります。そう思うと、いてもたってもいられず、後始末に乗り出しました。

白紙の状態から始めたばかりの健康運動、再発した結核のせきや血たんを抱えながらのことでした。

知恵もお金も汗も時間も親切もすべて出しきり、自分のものは全部捨てたと思っていたら、ビワ葉温灸の先生と出会い、助けられて何とか後始末をしました。

不動産会社とのやりとりのなかで、いまの事務所を買うこともできました。われを忘れて夢中でしたが、半年後には何と肺の穴もふさがっていたのです。

そのとき、「空になると自然の力が働くとはこのことだ！」と確信したのです。

手足を動かし、お金も思いもすべて出して実践すると、気がめぐり宇宙のエネルギーが入ってくる。地球が回るように自分も回され、グルッとひと回りして帰ってきた。自然は私を見捨てずに、見事に生かしてくれたという思いがありました。


だから私は、講演を頼まれても、自分磨きの勉強と思って無料でお引き受けしています。経費もウチの会社で出します。

ただ、呼んでくださる側が「それでは申し訳ない」とお礼をくださる場合は、ありがたくいただく。そのお金は自分の懐《ふところ》に入れると天とのつながりを切ってしまうので、すべて天にお返ししています。この健康運動にあてたり、育英基金の応援をしたり、赤十字活動などに寄付することなどで、世のなかの役に立つように回すのです。

自然療法の力で難病から救われて人生も運命も大きく好転したと、ある社長さんが五千万円くださったことがありました。

これは私の努力ではなく、自然からいただいた自然療法のおかげです。

ですから、阪神淡路大震災で親を失った子どもたちのためのレインボーハウス資金に回したり、お年寄りに炊き出しのボランティアをするなどして、全部、ありがたく使わせていただきました。

お金は、上手に使って回せばよいのです。人のお役に立ちたい、喜んでいただきたいと全国を飛んで歩いていると、お金はおのずと入ってきます。

よい種をまく努力をしたら、あとは自然という天脈におまかせ。思いがけない縁が回り、必要なお金や人も回ってきて、運が開かれてきます。

人は天命で生まれ天命で還《かえ》る。ならば、自然が回す天脈で回ってくるものを大切にしながら生きるのが、いちばん自然なのではないでしょうか。

ひとくちメモ

以前、ある人から、「お宅はどんな経営をされているのですか?」とうらやましそうに聞かれたことがありました。

広告や宣伝を一切しないのに、小さな月刊誌『あなたと健康』は多くの読者の支持を得ている。料理教室や講演会はいつも満員で、しかも参加費は無料。なのに、駅からすぐそばに広い社屋があり、専従のスタッフもいる。そして、自然療法の本は、宣伝なしなのに一〇〇万部を超える超ロングセラー……。

ふつうの感覚からすれば、不思議なことだらけなのでしょう。

一般的な会社経営というのは、モノやお金を動かし、人脈を駆使してつながりを保とうとします。でも、ウチはちょっと違います。まず、自分が裸になることをします。あとは、天がどう縁を回すのかを眺めるだけです。

お金やモノが先ではなく、まず自分が動いて種をまき、自分を育てる。その積み上げです。それが私の健康運動であり、会社や本は、茂った枝葉にすぎません。

COLUMUN

悪い習慣を変える、いちばんかんたんな方法は？

「夜ふかしの習慣を改めたい」「酒やタバコをやめたい」「間食をなくしたい」……。「どうすればできますか？」と、ラクにかんたんにできるやり方はないかと聞いてくる人がいます。

残念ながら、そんな方法はありません。そもそも、その言葉のなかに、欲望や誘惑に弱く、何事も我慢できない、といったその人の性格や気質、つまり積み上げてきた〝心のクセ〟があらわれています。心は体に影響し、体調や行動となって出てくるのです。

悪習慣や体のクセを直すには、まず、心のクセを直さなければいけません。脳にインプットされ、奥深くまでしみ込んでしまった潜在意識を変えるには、地道な努力が必要です。ほんとうに変わりたいと願うなら、毎朝早く起きる、酒やタバコや、おやつに手を出さないことです。「それができないから聞いているのに。不親切だ」と怒った人がいましたが、自分のことなのですから、ことの大切さをわが身で感じるしかないのです。朝寝坊して頭が重かったり、お酒を飲むと翌朝だるくなるのであれば、その体調不良を脳にしっかり意識させるのも手。そのうち、体に心地よくないことは脳が避けるようになります。

食生活を改めたいのであれば、自然の食べ物、とくに玄米をよく噛んで食べているうちに自然な味覚がよみがえり、体にいらないものを教えてくれるようになります。ただ、クセはやっかいなもので、そのことばかりを考えると、逆にいき詰まることがあります。

私の人生最大の師、常岡一郎先生は、「毎日、自分のクセに負けるといやになる。悪いクセに勝つのはなかなか難しい。ならば、新しく別のよい目標を定め、それを見つめて実行する。そこに勝利の喜びが積み上げられ、古い悪いクセが出る暇がなくなる」とおっしゃいました。

何事も、自分で本気にならないと人生は開けてきません。視点を変え、手足を動かして忙しく働くことをふやせば、体のクセも心のクセも、よい方向に転換していくのではないでしょうか。

6章

〔Q&Aコーナー〕ほんとうの健康、ほんとうの幸せはここから

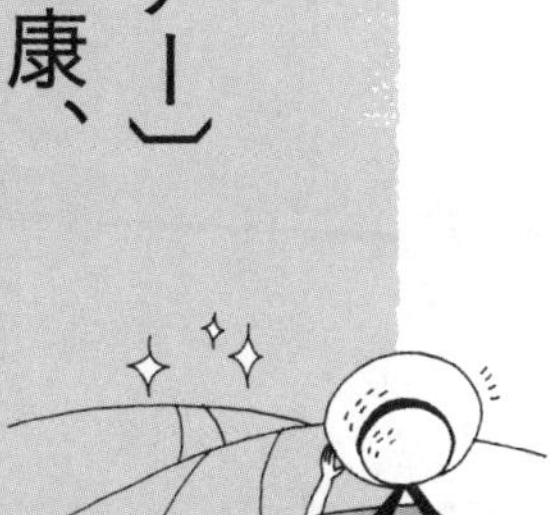

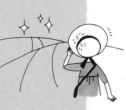

Q 家庭が冷えきっています。絆を取り戻すには？

A 相手の立場になって考えてみましょう

「家のなかが暗くて困っています。夫は胃にポリープができ、子どもは小学生なのにおねしょをするようになってしまいました。私は家族の健康を思い、玄米食の料理を一生懸命につくっているのですが、夫は『玄米など食えるか』と食べてくれず、ついケンカになってしまいます」

近ごろは、人間関係のトラブルが原因で病気になるケースがふえています。私の料理教室に来る人も、こんな悩みを抱えた人が多くなりました。

この方のご主人のように、胃をやられるというのもストレスがたまっていると考えていいでしょう。また、母親の心が不安定になるとその心が子どもに移り、子どもも病気になる。親の不調を子が背負うのです。

「ご主人が玄米を嫌いなら、押しつけずに、混ぜご飯にするとか、おかずで工夫してあげればいいでしょう。はんとうに体を心配するなら、心のこもったやさしい言葉という手当てをしてさしあげたらいい。

白米だっていいじゃない。ご主人が喜び、心安らぐ、おいしいお料理を出してあげたらいかが？　ごま豆腐、野菜の煮物など、心があればいくらだって胃腸にやさしいものができますでしょう。

そもそも、こうして料理教室に好きなように勉強に来られることも、ご主人の働きのおかげ。ありがたいと思いませんか？」

こう話すと、その女性は家に帰り、「押しつけがましい態度ばかりで、ごめんなさい」と謝ったそうです。そうしたら、ご主人も「こちらこそ、おとなげなかった」と反省し、子どものおねしょも治ってしまったというのです。


心は、テレパシーのごとく伝わります。

ふだんから何でも相談し、夫を頼りにし大事にしていたら、かわいい妻のために何でもしてあげようと思う。これが〝自然〟というものです。
「夫がお酒を飲んで酔っぱらい、私に暴言をはきます。娘はそれを見て父親を嫌い、こんな父親とは一緒にいたくないと、大学入学を機に下宿してしまいました。もう、家庭内がバラバラです」

こんな相談もよく受けます。でも、聞けば娘さんの大学の費用は、ご主人が出しているのです。

言葉の暴力はたしかにいけないことですが、お給料日に「ありがとう」と労をねぎらっていますか？　娘さんにも、「おとうさんのおかげで大学に行けるのよ」と、感謝の気持ちをもたせていますか？

ご主人にしてみれば、家族のためにと働いているのに感謝もされず、欠点をあげつらわれ、あら探しをされ、娘にも嫌われたのではおもしろいはずがありません。お酒を飲んでうさ晴らしをしたくなるのは当然です。

自分の知らないところで一家の大黒柱がどんなに努力しているのか、お金を稼ぐということがどんなに大変なことか……。

働く夫の姿を見たことがない妻が、してほしくないことを嘆くのではなく、してもらっていることを数えてみましょう。心がスーッと落ちついてきます。「おとうさん、ありがとう」の思いも自然と湧いてくると思います。

もしも自分が相手だったら……。相手の立場に立ってモノを見ることができれば、お互いが感じている問題は必ず変わります。思いやりの心を忘れていないかどうか、相手を責める前に自分をふり返ってみる。

異なる二つを一つにする調和こそ、安らぎと幸せの根です。

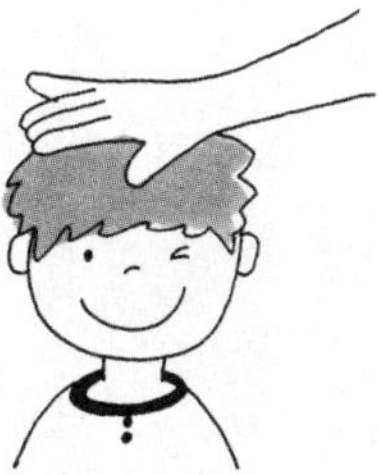

Q 食べたいものを聞くと肉料理ばかり答える家族……。信じられません！

A 責める心は、自分もまわりも暗くするだけです

「玄米と野菜の食事をしています。牛乳や魚もとりません。とくに肉は、生きようとする動物を殺してまで食べる気になれません。

肉だ肉だと喜んで食べている人を見ると、自然の秩序を乱し、罪深いことをしている気がして、ゾッとしてしまいます」

これは、自然食をしている人からよく聞かされるセリフです。「肉食＝罪悪」のように感じてしまい、この人の場合は、肉を食べる人に怒りや軽蔑すら覚えてしまうようです。でも、肉はダメだけれど野菜はいい、というのもおかしな理屈です。野菜もお米も、食べ物はすべて「いのち」をもった生き物です。

外から入れた知識だけで物事を決めつけてしまうと、相手を冷たく批判するだけになってしまいます。小さな枠に自分を閉じ込め、自分の世界もどんどん狭く暗くなります。そして、心を閉ざすと自律神経の働きが鈍くなり、消化液の分泌もストップして胃腸がうまく機能せず、怒りの毒素や老廃物も出せなくなってしまいます。栄養も回せない、血液も浄化できないでは、いくら玄米と野菜のいい食事をしていても意味がありません。

肉好きな人に怒りをもつのではなく、「その人が肉の害を中和できる食べ方ができますように」と願うほうが、ずっと健康的です。

何事も最初から線引きをして否定的に見るのではなく、あたたかい接し方を心がけること。心にゆとりが持てれば、細胞も神経も開いてきます。明るい気が満ちてきて、生きる世界もどんどん広がっていきます。

「自然食は体にいい食事なのに、どうして家族は食べてくれないのでしょう？」

家族が玄米食を受け入れてくれない、という悩みもよく聞く話です。

「玄米の栄養は最高なのよ！」とむり強いしたり、「甘いものは一切ダメ！」と目くじらを立てていませんか。

本人は一生懸命にやっているつもりでも、自分の都合に合わせて、相手を自分の思う通りに早急に変えようとするからいき詰まるのです。

「自分は正しいことをしている」というガンコな正義感は、周囲にはたんなる押しつけにしか映らないことが多いもの。これが、問題の種をつくります。

まずは、「おかあさんはこれがいいと思うのだけど、みんなはどう?」と、家族の意見を聞いてみましょう。尊重されているということが伝われば、意外と協力的になるものです。何より肝心なのは、玄米ご飯をおいしく炊くことです。ふっくらモチモチご飯なのか、ボソボソ口あたりの悪いご飯なのかでは、説得力が違います。

玄米は上手に炊くと、ほんとうにおいしいものです。ただし、玄米と聞くだけで拒否反応が出るような家族であれば、赤飯のようにあずきを入れて炊いてみたり、焼き飯にしてみるなど、食べる人が玄米と意識しないように工夫することも必要です。

いずれにしても、「おいしい」と言ってもらうことが先。文句が出たら、「次はもっとおいしいものをつくって、ビックリさせてやろう」と思えるほどの余裕があるといいですね。

Q 甘いものをやめたいのですが……

A 頭の我慢でなく、体で納得することが大事

「甘いものの食べすぎは体によくないとわかっていても、ついつい手が伸びてしまいます」

甘いものが好きな人にとっては、これを我慢することは至難のわざのようです。

私の料理教室でも、ある乳ガンの生徒さんが、甘いものを必死にセーブしていたことがありました。

食べるとよくないと思って我慢する。でも、目の前にあると、誘惑に負けてしまう。ところが、「いけないことをしてしまった」という頭があるので、途中で吐き出す。そんなこんなで神経が詰まってしまい、ダムが壊れたかのように、手当たりしだいに

食べてしまう。そして、自己嫌悪に陥り、自分を責める。

食べ物に気をつけ、ビワの葉やこんにゃくを利用した手当て法もきちんとしているのに、甘いものに関してはこのくり返しで、なかなか症状がよくなりませんでした。

「そんなに食べたかったら、食べたらいいじゃない」と言うと、「えっ⁉　でも先生、白砂糖はいけないんですよね？」とビックリしています。

「ただし、食べるならそれだけ責任をもつこと。白砂糖を中和させるものを食べることと、よく動いてエネルギーにして使ってしまえばいいわね」

ということで、料理教室の助手をしてもらうことになりました。

「ほら、あっちで困っているよ。グズグズしないで手伝って。次は、こっちでこれをして」などと言われ、忙しく飛び回っているうちに、彼女の頭からはいつしか、甘いもののことが消えていったのです。

友だちもふえ、料理や片づけもテキパキできるようになったことがうれしく、自宅でも家事に熱が入ったとか。そして、気がついたら元気になり、乳ガンは治っていたのでした。

「体を動かしているうちに食べたい心を忘れ、我慢しなくちゃという思いにとらわれなくなったら気持ちがラクになりました。そうしたら、体調がグングンよくなるのを実感したんです」

彼女のように、一度、体でその感覚を知ればもう大丈夫です。

頭で我慢すると、よけいにそのことが頭にこびりつき、心を不安定にさせてしまうのです。

いったん、中和する方向で認めてあげること。これで、逆に心に免疫がつきます。あとは手足を動かし、忙しく働くことで、執着心もどんどん消えていくでしょう。

玄米ご飯をひと口、百回噛むことも大事なことです。質のいいおだやかな甘さが体を満たし、「過激に甘いものはいらないよ」と体のほうから教えてくれます。

理性と感性が調和してはじめて、体と心も調和して健康になれるのです。

Q 子どもの「食べたい」コールに困っています

A ダメ出しではなく、子どもが自分で決めるのを待ってあげて

私の孫娘がまだ小さかったとき、テレビで宣伝しているレトルト食品を見て、「あれを食べてみたい！」とねだったことがありました。

「あれはね、機械が自動的に同じものをたくさんつくって、袋に詰めているの。おかあさんは毎日、台所で、〇〇ちゃんたちのために、あたたかいご飯をつくってくださるでしょう。どっちがいい？」と言ったら、「おかあさんのご飯がいい。おかあさんのご飯はおいしい」と笑顔が返ってきました。

いつも、「手づくりがいちばんおいしいね」と会話しているので、孫娘は素直に反応したのですね。

とはいえ、少し大きくなると交遊関係も幅広くなるので、友だちが食べているもの

に興味が出てきます。

私の次男が中学生のとき、「どうしてもインスタントラーメンが食べたい」と言い張ったことがありました。反抗期でもありますから、こういうときは「ダメ」とはねつけては逆効果です。私も腹を据えました。

インスタントラーメン一ケースをどんと買ってきて、「食べたければ食べなさい。いっぱいあるから好きなだけ食べなさい」と言いました。

彼は念願のラーメンを、大喜びでお腹いっぱい食べました。でも、二度目は、「気持ち悪くなったからもう食べたくない」とギブアップ。二度と食べたいとは言いませんでした。この話をおとなになってからしたら、「あれは、忘れられない思い出だよ」と笑っていました。

生まれたときから自然の味で育っているので、人工の化学の味は胃腸が受けつけず、「いらないよ」と教えてくれたのです。

「これは、着色料や添加物が入っているからダメ」「甘いものは、バカになるからダメ」「○○はダメ」……。ダメダメばかりでは、子どもは納得しません。

頭ごなしに禁止するのではなく、子どもに自分の感性や体験で判断させ、自分で決めさせるというプロセスが大事です。そのためにも、ふだんから基本の躾をキチッとしておきましょう。

「でも、ウチの子は何かほしいとなると、床にひっくり返って泣きわめくので、言い聞かせる雰囲気ではないのです」というケースもありますね。

私も同じような経験をしたことがあります。長男が二歳のとき、お菓子屋の前で「赤いアメを買ってほしい」とダダをこねたのです。ついには、その場に座り込んで、泣きはじめました。私は知らんぷりをして長男を抱き上げ、サッサとその場を離れました。駅に着くと、長男は通過列車を見て、「汽車ポッポ、速いね」とニッコリ。

とくに幼児の場合は口で言っても頭で理解できないので、こんなふうに注意をそらしてやれば案外平気なものです。それより、親が「こんなに泣いて、かわいそう」などと思うと、その心を子どもは素早く察知してグズります。

おとなのほうに、ひと呼吸おくゆとりの心、ぶれない心があれば、しっかり対処できるのです。

Q 嫁はしょせん、他人でしょうか？

A 嫁は、他家に預けておいた娘です

「息子が嫁の肩をもって、一緒に私を非難します。昔はあんな子じゃなかったのに……」

みなさん、嫁と姑は他人とおっしゃいます。

でも、精子と卵子が一つになって次の子どもにバトンタッチされるのです。

姑の立場からいうと、自分の血を息子を通して嫁に受け継いでもらうわけですから、嫁は他人じゃない、自分の血をつぐ娘です。

いちばん身近にいて家族を支え、次のいのちを育ててくれる大切な人が嫁なのです。

常岡先生は、「嫁は、しばらく他家に預けておいた娘が帰ってきたという考え方を

したらどうだろう」とおっしゃいました。

ほんとうにそうです。私も、長男にひとり、次男にひとりと、二人の娘が来てくれたことをありがたく思っています。もし自分がこの二人を育てたら、このような娘に育ってくれただろうか。自分は何の苦労もせずに娘たちをいただいてしまい、相手のご両親への感謝の気持ちでいっぱいです。

自分に起こるできごとは、すべて、自然からのいただきものなのです。縁を大事にしないといけません。


世間でよく言われる嫁姑の確執というのも、息子を嫁にとられたという母親のさびしい気持ちが原因です。私も、そういう局面がありました。

主婦は二人いらないと思って家のことをまかせていたのですが、嫁は結婚するまで家事をしたことがないので料理も掃除も下手です。「煮物はそうじゃないでしょ」と注意したら、息子が「おかあさんは、何もしないで文句ばかり言う」と言いました。

「息子を嫁にとられるとはこのことか。姑がさびしい思いをするとはこれなんだ」と思いました。

そういうときは、内心つらい思いもする。孤独感も残ります。でも、夫婦仲よく生きるなら家庭円満。それでいいのです。姑は嫁よりずっと長く生きていますから、人生経験も豊富です。余裕があるほうが譲ってやらないと、助けあい、支えあって生活する場である家庭がたちゆかなくなります。

長男の嫁は三十二歳でウチに来ましたので、三十二年かかってわが家になじんでくれたらいいと思っています。

「負けるが勝ちで、相手が伸びるなら、いつでも負けてやれる。そういう心のゆとりを蓄えることが大切だ」と昔から言われています。

嫁に負けたくない人は、負ける稽古《けいこ》をして自分の実力を練ることです。それがラクにできるようになったとき、家庭が明るく楽しい場になるでしょう。

もちろん、言うべきことはピシッと言うのです。

ただ、言うべきときが来るのを待つのです。感情的になったらグッとこらえ、静かなところで自分に語りかける。すると落ちつき、あのとき言わないでよかったとわかります。言ってわかるときとわからないとき、そのタイミングを見計らうのも、長く生きてきたほうの知恵と実力にかかっています。

Q 夫の両親との同居が不安です

A 夫は婚家では先輩。その両親は大先輩です

先ほどとは反対に、お嫁さんの立場からすると、結婚して相手の両親と同居することになったとき、「うまくやっていけるかな」と心配になるのは当然ですね。

こんなふうに考えてみたらどうでしょう。

夫は、婚家では先輩にあたります。先輩を立てずに後輩がいばったら、世のなかはうまくいきません。夫が先輩なら、夫の両親はそのまた先輩。そして、先祖は大先輩です。

まず、婚家の先祖に「よろしくお願いします」とあいさつをしましょう。これをしないのは、泥足で婚家に上がり込むようなものです。

そして、婚家では入ってきたばかりの後輩ですから、その家のやり方がわからなくてもあたりまえ。何でも素直に、教えてもらえばよいのです。

一家の土台は、みんなが協力しあう家庭からです。チームワークがものをいいます。家族の一員であり、かつ、自分はこの家の太陽なんだということを忘れないこと。「家の人によく思われたいと願うより、自分が家の人をよく思えばよい」と、ここでも逆転の発想で自分の心磨きだよとお天道さまが教えてくださる。

よく思うためには、自分の心が明るく平和なことが必要です。何事も、まずは自分の心のもちようから、ということですね。

Q 仕事と家庭はきちんと両立できますか？

A 生活の基盤をしっかり固め、時間を上手に使い回しましょう

「母親は家庭を守るもの。それが外に出て働くから、子どもが非行に走る」と言う人がいます。おかしな意見です。

もちろん、母親のいちばんの仕事は子育てです。

でも、これは「生きる」という生活そのものなので、あたりまえのことです。家にいたくとも、働きに出ないといけない事情の家庭もあるでしょう。外で働く働かないにかかわらず、親がどんな心を子どもに伝えるか、が大事だと思います。

私も四十代で離婚したとき、二人の息子を育てるため、独立していまの会社をつくりました。でも、食事は母親の真心と思っていたので、朝は早く起き、おやつもしっ

かり手づくりです。帰宅が遅くなる日はご飯の準備をし、置き手紙をしてから出かけました。帰るとお皿が洗ってあったり、私のふとんが敷いてあったりして、「ありがとう」と思ったものです。

そもそも、子どもと一緒に台所に立つ習慣をつけておけばよいのです。皿を並べたり料理を運ぶお手伝いをしてもらいながら、自然の恵みや健康のありがたさ、自分が生かされていることの感謝をいつも話題にしていれば、子どもは家庭で愛を学び、親は愛を育むことができます。

ウチでは息子たちに小学校低学年から食器洗いをさせていましたし、掃除や洗濯も手伝わせていました。ですから、お手伝いはあたりまえのこと。「生きることとはコレ！」と、自然に身についたと思います。私が働いていることに不満を言ったり、文句を言うこともありませんでした。むしろ、小さいときは喜んで手伝ってくれました。大きくなると自分の生活が忙しくなりましたが、小さいときの躾は生きていて、それなりにやっていました。

子どもとのコミュニケーションに台所をどう活用するのか、食事の時間をどう生かすのか。それが、母親の愛情と知恵の見せどころです。

家庭か仕事かで悩んでいる女性は多いと思いますが、生活とは、家事も子育ても仕事も、まるごと抱えて生きることです。分けて考えるから逆に難しくなる。問題は、時間をどう上手に使い回し、ひねり出すかです。

子どもが小さくて家を空けられない時期、私は育児日記を書いて文章の練習をし、健康関係の機関誌に投稿していました。

子どもがいるから社会とつながれないのではなく、家庭にいて子育てという体験をしながら、社会に対してできることを考えたのです。

これは何をするときも同じです。

暇ができてからと言っていたら、何もできない。一生、できません。何でもやりながら工夫して時間を生み出し、自分を育てていくという発想が大事です。

Q 子どもが反抗期。成績も下がり、悩んでいます

A ゆとりをもって眺める。待つことも必要です

以前に比べ、ティーンエージャーに年々問題が多くなっています。それは、体がおとなに激変するのに、心は未熟なままだから。もちろん社会性も育っていません。そのアンバランスさが、気持ちを不安定にさせるのです。

ウチの次男もそうでした。中学校に入るころから何かにつけてイライラし、急に「てめえ」などと、ひどい言葉を使います。

次男は猫舌なので、朝のみそ汁や炊きたてのご飯が熱いことにすら、いらだっていました。「何だよ、こんな熱いの。食えるかよ」と、ブツブツ怒るのです。

私は、「また始まった」と笑って見ていました。

「何がおかしいんだよ」と毒づきますが、知らん顔して放っておくと、しぶしぶ自分でお皿を出してきてご飯やみそ汁を入れ、うちわであおいで冷まして食べたり飲んだりしていました。

こういうときは、静かに見守るのがいちばんです。それをいちいち、「何を言ってるの」と応戦したら火に油を注ぐだけです。

「あら、そう」と、笑って聞き流してやるのです。私も、自分の十代をふり返ってみれば、思いあたることが多々あります。おとなになるための変化の曲がり角、と受け止めて、あわてず騒がず、待ってあげる心のゆとりをもちましょう。

次は、長男のケースです。高校時代、スキーで骨折して四カ月入院したのが響き、成績が急落したことがありました。私はそのとき、富士山を思い浮かべていました。「富士山は裾野が広いから、あの秀麗な姿がある。高くあるためには底辺は広くなくてはいけないから、どん底を歩くのもいい経験」

そう思ったら覚悟が決まり、「落第したらいいじゃない」と長男に言ったのです。

彼は成績はいつも上位でしたから、「下級生と一緒に机を並べるなんて、そんなことできるか！」と怒っていましたが、なかなか勉強に身が入らず、青い顔をして机にしがみついているので、毎日「落第しなさいよ」と言い続けていました。

それがかえってよかったようで、同じ勉強でも心にゆとりができ、めざす大学にストレートで入ることができたのです。

あとから、「あのとき、勉強しなさいと言われていたら、僕はつぶれていたと思う。落第しろと言われたら気持ちがラクになって、勉強もはかどった」と言っていました。

親がオロオロするのではなく、人生の先輩として、知恵のあるあたたかいアドバイスをする。子どもの心を安らかにすることが、よい結果につながることを教えられました。

Q 夫も子どもも、もっとしっかりしてほしいのですが……

A 相手に変わってほしいならば、まずは自分が変わることです

夫が頼りない。子どもが反抗する。あの人の、ここが気に入らない。こうなってほしい……。

「どうすれば、相手を変えることができますか?」

こんな相談をよく受けます。はっきり言えるのは、相手を自分の思うように変えようとしても、変わりません。相手を責めたり、批判したりすることになり、かえって自分がつつかれます。双方とも神経が詰まり、細胞も硬化して、ますます悪い流れになっていくだけです。

相手を責めているのは自分、不平不満を重ねているのも自分です。だったら、自分が変わることでしか、自分の心の安らぎは手に入らないのです。

それに、よかれと思って言ったことでも、相手には押しつけがましかったり、傲慢に感じられるだけかもしれません。自分の心を落ちつかせ、いったん引いてみるのも手だと思います。よくあるケースを、ご紹介しましょう。

あるおかあさんが、「息子が学校に行かず、家にも寄りつかず、何を言ってもクソババアとしか言いません。何を食べてどこで寝ているのやら」と、相談にきました。たまに着替えを取りに戻る息子に、「どこへ行ってたの？　何をしていたの？　ママがどんなに心配していたのか、わかってるの？　学校はどうするの？　出席日数が足りなくなったら卒業できないのよ」と言っても、冷たい目で、ドアを力まかせに閉めて出ていくだけ。「私がこんなに心配しているのに。どうしたらよいのでしょう」と、泣き崩れるのです。

私は言いました。

「そんなに機関銃のように責められたら、誰だって帰りたくなくなりますよ」

おかあさんは、黙ってしまいました。そして、いろいろお話ししました。

あとから聞いた話では、家に帰って念入りに掃除をし、いつ息子が帰ってきてもいいように食事の用意をしたそうです。

その夜、偶然帰ってきた息子に、「お帰り。ご飯できてるよ」とだけ言ってみたところ、彼は黙って食卓につき、何杯もお代わりをしたとか。そして、その日から息子さんは帰ってきて、家庭が明るく変わっていったと言います。

恩師の常岡先生が、「どんな縁も釣りあってやってくる。だから、よくない縁とは釣りあわない人にならなくてはね」とおっしゃったことを思い出します。

相手がどうであろうと、それで自分が学べばいいのです。自分の言動が変われば、必ず、相手の出方も変わります。この世の真理は、実に単純明快です。

Q この世は不公平だと思います

A やった分だけ、自分が成長できます

私は障害者です。生まれて間もないころ、左足の膝関節や右の股関節、尾てい骨や背骨がつぶれ、足腰は弱く、ずっと足を引きずって歩いていました。肺結核で死にかけ、肺に空洞ができたことで、治ったあとも肺が小さく縮まっていて、ふつうの人の半分くらいしか肺活量がありません。

それでも九十歳のいま、元気に全国を飛び歩いています。自然の食べ物や手当てに助けられ、人生の師に恵まれ、家族やたくさんの仲間に支えられて幸せに生きています。

「親が愛してくれなかった」「大学に行かせてもらえなかった」……。だから自分には幸せがやってこないと文句を言い出したら、キリがないのではないでしょうか。

大切なのは、いまという現実をどう生きるか。天からいただいたものをどう読み解き、自分をどう育てていくかです。

私が障害をいただいたのは、他人と比べてひがむためではなく、どうプラスに転じていくのかという〝天からの宿題〟です。重い肺結核を患ったのも、自然療法の道を歩めよという天の声。

どんな環境に生まれ育とうが、人生にどんなハプニングが起ころうが、そこから学ぶという姿勢さえあれば、人間は豊かに成長できるのです。

もし家庭がおもしろくなかったら、友だちや社会で接する人から、あたたかい人間関係を学べばよいのです。不況のせいで就職先が見つからないと嘆くより、自分で工夫して人に喜ばれる仕事をつくれば、そこから道は開けます。

「釣りあわざるは不縁のもと」ということわざがあります。言い換えれば、自分がほしい縁は、自分の努力に比例してやってくるということです。

自分を鍛えるために試練がある。その試練から逃げていたのでは、幸せはやってこないのです。自分の生い立ちや現状に不平不満がある人は、その分、自分が大きく育てるチャンスととらえることです。

また、「自分の性格や体質は遺伝だから」と、親を恨んだりあきらめたりしている人がいますが、性格も体質も、食べ物や生活習慣を改めることで変えていけます。ありがたくない遺伝子は、天からのいただきものと受け止め、自分で努力して心を磨く努力をするのです。

幸不幸をどうとらえるかは、心の持ちようでずいぶん変わってきます。何があっても立ち止まらず、明るい心で歩く先に明るい未来がやってきます。

私たちは、
自分の力で生きているのではなく、
〝自然〟に生かされている

【あなたと健康社】

著者・東城百合子が主宰する、体と心の健康運動母体。月刊で『あなたと健康』を発行する。

あなたと健康月例講座、自然療法の基礎勉強会（毎週月曜日）、手当て法勉強会（第一・第三水曜日）などを実施。参加費無料。

料理クラスや栄養料理通信講座もあり、予約で個人相談も受けつけている。

いずれも、詳細は直接、お問い合わせを。

〈問い合わせ〉
あなたと健康社
TEL０３・３４１７・５０５１
〒１５７－００６６
東京都世田谷区成城２－35－13　成城ダイヤハイツ２F

本書は、小社より刊行した単行本を文庫収録にあたり、改筆、再編集したものです。

知的生きかた文庫

「免疫力《めんえきりょく》が高《たか》い体《からだ》」をつくる
「自然療法《しぜんりょうほう》」シンプル生活《せいかつ》

著　者　東城百合子（とうじょう・ゆりこ）
発行者　押鐘太陽
発行所　株式会社三笠書房
〒102-0072 東京都千代田区飯田橋3-3-1
https://www.mikasashobo.co.jp
印　刷　誠宏印刷
製　本　若林製本工場

ISBN978-4-8379-8372-9 C0177

本書へのご意見やご感想、お問い合わせは、QR コード、
または下記 URL より弊社公式ウェブサイトまでお寄せください。
https://www.mikasashobo.co.jp/c/inquiry/index.html

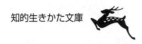

C30099